健康中国——中医药防治肿瘤丛书

林丽珠　主编

# 三师而行，
# 远离胰腺癌

林丽珠　林洁涛　陈壮忠◎编著

医师
厨师
禅师

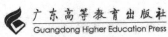

广东高等教育出版社

Guangdong Higher Education Press

·广州·

**图书在版编目（CIP）数据**

三师而行，远离胰腺癌／林丽珠，林洁涛，陈壮忠编著. —
广州：广东高等教育出版社，2018.7（2020.4 重印）
（健康中国——中医药防治肿瘤丛书／林丽珠主编）
ISBN 978 - 7 - 5361 - 6149 - 8

Ⅰ．①三… Ⅱ．①林… ②林… ③陈… Ⅲ．①胰腺肿瘤 -
防治 Ⅳ．① R273.59

中国版本图书馆 CIP 数据核字（2018）第 081580 号

★特别说明：本书用到的视频请关注"好的课"微信公众号，
注册并登录后，使用"扫一扫"扫描相应的二维码，即可获得视
频资源。也可以打开网站"好的课"（www.heduc.com），在"学
习资源"页面搜索"健康中国——中医药防治肿瘤丛书"，打开
并下载。

| 出版发行 | 广东高等教育出版社 |
| --- | --- |
| | 地址：广州市天河区林和西横路 |
| | 邮编：510500 营销电话：（020）87553335 |
| | http://www.gdgjs.com.cn |
| 印　　刷 | 华睿林（天津）印刷有限公司 |
| 开　　本 | 787 毫米 × 1 092 毫米　1/16 |
| 印　　张 | 7 |
| 字　　数 | 104 千 |
| 版　　次 | 2018 年 7 月第 1 版 |
| 印　　次 | 2020 年 4 月第 3 次印刷 |
| 定　　价 | 28.00 元 |

# 主编简介

林丽珠，广东省汕头市人，广州中医药大学第一附属医院肿瘤中心主任、教授、博士生导师，肿瘤教研室主任，国内著名中西医结合肿瘤学专家。担任广东省重点学科中西医结合临床医学学科带头人，卫生部临床重点专科学术带头人，全国中医肿瘤重点专科学术带头人；国家食品药品监督管理总局（CFDA）药物评审咨询专家；兼任世界中医药学会联合会癌症姑息治疗研究专业委员会会长，中国民族医药学会肿瘤分会会长，中国中西医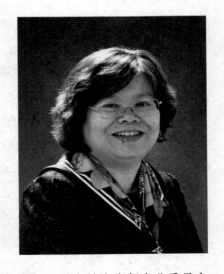结合学会肿瘤专业委员会副主任委员，中国康复医学会肿瘤康复专业委员会副主任委员，广东省中医药学会肿瘤专业委员会主任委员，南方中医肿瘤联盟主席等。主持国家"十五"攻关项目、"十一五"支撑计划及国家自然科学基金等课题 20 余项，获教育部科技进步一等奖等多个奖项。荣获"国务院政府特殊津贴专家""广东省名中医""广东省首批中医药领军人才""中国好医生""全国最美中医""广东省优秀临床科主任"等称号，2015 年当选全国先进工作者，2017 年当选党的十九大代表。

林丽珠工作 30 余年，始终坚持以患者为中心，倡导"中西结合、带瘤生存、人文关怀"理念，为无数晚期癌症患者带来生命的希望。科研上攻坚克难，硕果累累；教育上含辛茹苦，桃李满天下，带动岭南、辐射全国。构建肿瘤人文病房，成立肿瘤康复俱乐部，组建"天使之翼"志愿服务队，被誉为"让绝症患者不绝望的好医生"。

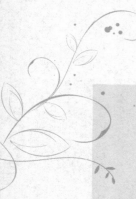

**丛书主编**

林丽珠　广州中医药大学第一附属医院

**丛书编著者（按姓氏笔画排序）**

左　谦　广州中医药大学

付源峰　广州中医药大学

朱　可　广州中医药大学第一附属医院

孙玲玲　广州中医药大学第一附属医院

李佳殷　广州中医药大学第一附属医院

肖志伟　广州中医药大学第一附属医院

余　玲　广州中医药大学第一附属医院

余榕键　广东省人民医院

张少聪　广州中医药大学第一附属医院

张景涛　广东省中山市陈星海医院

陈壮忠　广州中医药大学第一附属医院

林丽珠　广州中医药大学第一附属医院

林洁涛　广州中医药大学第一附属医院

胡　蓉　平安健康互联网医学中心

蔡陈浩　广州中医药大学第一附属医院

翟林柱　广州中医药大学第一附属医院

# 序

## 妙手起沉疴，慈心著丰篇

近闻林丽珠教授主编的"健康中国——中医药防治肿瘤丛书"即将付梓，我先睹为快，阅后觉耳目一新。

作为临床医生，平时忙于探索治疗疾病的优势方案以提高临床疗效，关注学术前沿以开拓治疗思路，有所心得写而为文，也多是专业论著，限于行内交流。如何向老百姓宣传医学的知识，使他们更加了解关于肿瘤的那些事儿，呵护宝贵生命，从而避免闻癌色变，进入防治误区呢？现代医学泰斗裘法祖院士曾说："让医学归于大众。"医生的职责不仅仅是治病，还应该肩负起普及医学知识的社会责任。但将高深芜杂之专业知识科普化、大众化，又岂是容易之事？林丽珠教授的众弟子，均为扎根一线的医生，驭繁为简，历经三载，呕心沥血，终成"健康中国——中医药防治肿瘤丛书"，开启了肿瘤防治知识科普化的新篇章。

21世纪以来，传染性疾病在很大程度上受到控制，由于人类寿命的延长，老龄化社会的到来，肿瘤疾病遂成为常见病、高发病之一，其流行形势严峻，病死率、致残率高，给个人、家庭、国家带来巨大的痛楚和压力。各国政府每年投入大量的人力、物力对肿瘤疾病进行研究。随着研究的深入，我们正逐步揭开肿瘤疾病的面纱，肿瘤防治也有了长足的进展。因此，2006年世界卫生组织将肿瘤疾病定义为一种慢性疾病，可防可治，许多肿瘤患者得到及时医治，生活质量大大提高，生存时间也得以延长，治愈的病例不胜枚举。

但在我国，由于健康教育的普及不够，老百姓对肿瘤疾病缺乏正确的防治意识，缺乏行之有效的防治常识。一旦生病，或病急乱投医，或自暴自弃，或讳疾忌医，或迷信民间偏方及保健品等，而对于正规医院的系统医治却有抵触之心，因此常常造成失治、误治、延治，屡屡给生命财产造成损失，无不让人扼腕叹息。

中医药学对肿瘤的防治历史悠久，源远流长，内容博大精深，具有完整的理论体系及丰富的临床实践经验。《黄帝内经》曰："是故圣人不治已病治未病，不治已乱治未乱，此之谓也。"明确提出了"预防为主、防治结合"的思想，该思想指导着中医药学千百年来的临床实践，积累了丰富的经验。在漫长的历史长河中，中医药学为炎黄子孙防治恶疾、延年益寿做出卓越贡献，所得经验如繁花散落于古籍之中，点缀了中国几千年的文明。

中华人民共和国成立以来，在继承历代医家运用中医药学防治肿瘤的临床经验上，广大中医药工作者发皇古义，去伪存真，并积极吸收现代医学防治肿瘤的知识，形成了新的中西医防治肿瘤理论。在该理论的指导下，医务工作者积极利用一切手段防治肿瘤，并逐步形成和建立了中西医结合肿瘤防治体系，有利于提高中医对肿瘤疾病的防治水平，推广中医药在全球防治肿瘤领域的应用。

林丽珠教授为广州中医药大学第一附属医院肿瘤中心主任，行医三十余载，妙手仁心，大医精诚，诊治屡起沉疴，救人于癌肿苦痛之中。俗话说"授之以鱼，不如授之以渔"，林丽珠教授不仅重视临床实践，还身体力行做了许多防治肿瘤的科普推广工作。其与国医大师周岱翰教授合著的《中医肿瘤食疗学》出版后即一售而罄，2009年获广州市第二届优秀科普作品积极创作奖，为年度畅销书。林丽珠教授多次受邀主讲防癌科普知识，如"礼来网络大讲堂——肺癌患者教育""云山大讲堂——防治肿瘤·三师而行""治疗肿瘤，别把中医当成最后的救命稻草"等，受到广大民众的欢迎。

本套丛书从临床实践出发，注重通俗实用，就12个常见的肿瘤病种，结合临床病例，用生动有趣的语言，将深奥难懂的恶性肿瘤防治知识通俗化，矫正民众在对防治肿瘤的认识上存在的误区，从而学会正确合理防治恶性肿瘤的方法。

本丛书的出版对宣传肿瘤的防治意义非常，可供普通读者、医学生以及医务人员等参考，故乐为之序。

戊戌六月于羊城

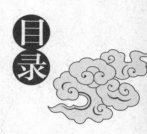

# 目录

# 引　子

## （一）被胰腺癌缠上的名人故事

2005—2011 年期间国内外有多位名人因胰腺癌去世，如大家熟知的香港演员沈殿霞、意大利著名男高音歌唱家鲁契亚诺·帕瓦罗蒂等。他们在确诊为胰腺癌后生存时间大部分不超过 2 年，最短的仅 2 个月。

香港著名演员沈殿霞因肥胖而出名，在荧屏上活泼开朗的"开心果"形象给观众留下了深刻的印象。然而这样积极乐观的人，在去世前却饱受胰腺癌的折磨。她在确诊为胰腺癌后，除接受了胰腺癌切除手术外，还进行了胆道手术和部分肝切除手术，随后病情急剧恶化，于 2008年因胰腺癌病逝。

被誉为"歌王"和"高音 C 之王"的意大利著名男高音歌唱家鲁契亚诺·帕瓦罗蒂于 2007 年 9 月 6 日逝世，享年 71 岁。2006 年初他被诊断出患有胰腺癌，同年 7 月接受手术治疗，于 2007 年 8 月病情加重而再次入院接受综合治疗。虽然帕瓦罗蒂与胰腺癌进行了不屈不挠的斗争，但最后还是被病魔无情地夺走了生命。

从以上的例子我们可以看出胰腺癌是一种危险性极高的疾病，即使是明星、名人也都难逃其魔爪。

而胰腺癌的可怕之处在于胰腺位置隐蔽，普通 B 超难以发现病变，所以做普通体检时，是不易发现其病变的。当我们发现的时候，病情已经很严重了。而且从发病到死亡的时间很短，通常不足一年。

我们如何早期发现胰腺癌的蛛丝马迹呢？请读者接着往下阅读。

## （二）这些症状，不可大意

### 1. 老胃病竟然是胰腺癌

老吴近半年来总是反复地胃痛，特别是吃完饭后疼痛更加明显。疼痛的部位在左上腹部，时常还有压痛，有时还会在睡着时痛醒，自己买了很多胃药来吃都没有效果。其在子女们的劝说下去医院做了检查。医生触摸老吴腹部时，发现在左上腹可以摸到一个质地比较硬的肿块，于是安排了胃镜检查，却没有发现胃里有什么异常。医生建议做腹部的增强 CT 检查，看看腹腔其他地方有没有问题。CT 结果一出来，竟然是胰腺癌，而且已从胰体侵犯到周围组织了。

**危险信号之一：腹痛**

上腹部不适及隐痛是胰腺癌最常见的首发症状。当肿瘤侵犯胆管和胰管，起初虽未梗阻，但由于胆汁、胰液引流不通畅，胆管和胰管会出现一定程度的扩张，导致患者出现腹部不适及隐痛、胀痛的症状。当胆管梗阻严重时，会出现黄疸。由于胆囊继续增大引起胰腺包膜持续伸张，会出现持续性的腹痛。进餐后食物刺激胆汁和胰液分

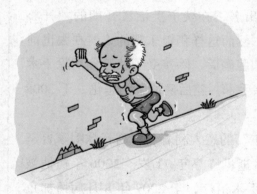

泌，胆管内压力增大，导致腹痛加剧。此外，在病情不同阶段，患者还可能出现上腹饱胀、胀气、食欲不振、全身乏力、消瘦等症状。其中伴随着的消瘦与食欲不振发生率很高，应引起患者足够重视。

目前最常见的胰腺癌误诊是将其诊断为慢性胃炎。因为胰腺癌的症状如食欲不振、消化不良、上腹部饱胀不适等症状与胃炎非常相似，而且在胃镜检查时，相当部分胰腺癌患者也有浅表性胃炎。胰腺癌患者因

为恰好同时合并有慢性胃炎，此时就以慢性胃炎进行治疗，最终导致病情被耽误。因此对于高危人群，不能只满足于"慢性胃炎"的诊断，应进一步排查，以免延误病情。

**危险信号之二：腹部肿块**

胰腺在腹腔中位置比较深，胰腺癌患者一般不易触到腹部肿块。一旦扪及肿块，不论是原发灶还是转移灶，多表明病程已经是晚期了。

## 2. 腰痛是椎间盘突出引起吗

李老师，60 岁，是一名退休教师。最近，身体一向健康的他突然出现了腰背部疼痛的症状，而且在弯腰时疼痛会明显加重。起初，他认为可能是自己在晨练时运动量过大造成的，于是买了一些膏药外贴治疗。可一个星期后，李老师腰背疼痛的症状非但没有缓解，反而加重了，而且还出现了消瘦、乏力等症状，于是到医院检查。在检查床上，医生发现李老师将身体蜷成一团侧躺在床上，李老师说这样疼痛能减轻。医生根据李老师的病史和症状，马上让他做了 B 超和 CT 等检查，结果显示李老师得了晚期胰腺癌。

**危险信号之三：腰痛**

腰痛，一个让人难以与胰腺癌联想到一起的症状，然而有一部分人却是以腰痛起病。有些患者常因为腰部疼痛，而误诊为腰椎病，腰肌劳损，肾、输尿管结石。而胰腺癌患者出现腰痛时，往往与体位有关，仰卧时加剧，而前倾弯腰或侧卧时缓解，所以患者夜间往往不敢仰卧，因而他们常采用侧卧或前倾坐位睡觉。此时，多属于中晚期。这是因为胰腺周围有丰富的神经丛，当胰腺癌浸润腹膜后神经丛时，就表现为腰痛。然而多数胰腺癌患者属老年人，若

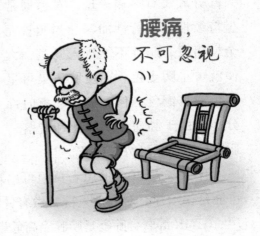

腰痛，不可忽视

合并有腰椎病，腰肌劳损，肾、输尿管结石等疾病时，症状可能与胰腺癌相似，而患者本人也往往以为是老毛病而不在意，从而掩盖了病情，造成误诊。

### 3. 黄疸可能不仅是肝的问题

蔡伯，70 岁，平时身体挺好的，经常外出打羽毛球。两周前开始眼睛发黄，尿黄，而且全身瘙痒。家里人觉得奇怪，蔡伯每年体检都没有发现肝炎、胆结石等疾病，是什么原因造成黄疸呢？家里人很着急，连忙带他去医院看病。医生查体时发现他上腹部有深压痛，开了一张彩超检查单给他检查。一查上腹部胰头处有一个肿块——怀疑是胰头癌。医生连忙让蔡伯查了个全腹部的 CT，果真是胰头癌。胰头的肿瘤已经压迫了胆总管，引起了胆道明显扩张。蔡伯因为年纪较大，基础病多，已经失去了根治性手术的机会，但可以通过姑息性的手术来缓解黄疸的症状。

**危险信号之四：黄疸（皮肤黄、眼睛黄、尿黄）**

没有肝炎病史的患者突然出现眼睛、皮肤和小便发黄，这应当引起高度的重视，可能是胰头癌的表现。胰头癌引起的黄疸，医学界称之为阻塞性黄疸。因为胰头癌压迫胆管造成胆汁不能正常排泄，而且大部分人没有疼痛表现。黄疸通常呈持续性且进行性加深。当胆管完全梗阻时，胆汁不能排入肠道，大便就可呈陶土色，而皮肤黄染可呈棕色或古铜色，伴有瘙痒。有时部分病例由于肿瘤组织坏死和脱落，胆道梗阻症状可暂时减轻。

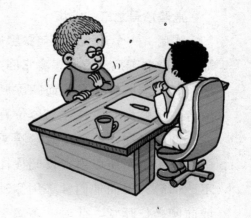

有 10% ～ 20% 的患者黄疸可出现波动，此时若诊断为胆囊结石则可能延误治疗。对高危人群要做有针对性的进一步检查。目前，内镜超声、CTMR 等联合筛查是胰腺癌高危患者最有效的筛查方法。

**危险信号之五：肝肿大、胆囊肿大**

体检时可发现患者肝肿大，上腹部包块或可触及无压痛的胆囊。有时胰腺癌可伴发有急性胆囊炎或胆管炎，出现高热及右上腹剧痛。晚期胰腺癌患者可出现腹部固定的肿块，腹水征呈阳性，当肿瘤压迫十二指肠可出现上消化道梗阻的症状。

## 4. 血糖高不仅仅是因为糖尿病

刘大爷，64 岁，平常身体很好。然而，最近 4 个月，他莫名其妙地出现了多食、多饮、多尿、消瘦、乏力等症状。在儿女的陪同下，刘大爷去医院进行检查。医生在对刘大爷进行化验检查后发现，其空腹血糖为 9.6 mol/L，餐后 2 小时血糖为 15 mol/L，刘大爷被诊断患有"糖尿病"。医生为他开了降糖药。但刘大爷按照医嘱服药治疗一个多月后，其病症非但没有减轻，还出现了腹痛、恶心、皮肤发黄等症状。于是刘大爷再次去医院就诊，医生为其做了腹部彩超、CT 等多项检查，结果令人大吃一惊，原来刘大爷患的不是糖尿病，而是胰腺癌。

**危险信号之六：糖尿病**

分泌胰岛素是胰腺的主要功能之一。胰腺癌发生时，肿瘤可破坏胰腺，导致胰岛素分泌不足，造成血糖、尿糖升高，临床表现为多饮、多尿、烦渴、进行性消瘦，易被误诊为糖尿病。而近现代的研究发现，Ⅱ型糖尿病可能与新发胰腺癌相关，所以 50 岁或以上患者突发Ⅱ型糖尿病可能与新发胰腺癌相关。而长期糖尿病患者也可能发生胰腺癌。因此，当糖尿病患者发生少见的异常表现，如腹部症状和持续性体重下降时，应考虑胰腺癌的可能，及时排查。

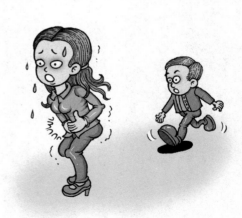

以上是发生在我们身边的一些真实案例，可见"胰腺癌"离我们并不远。因为惯性思维，往往忽略

了一些小症状，从而导致延误诊断和治疗，最终抱憾终身。

胰腺癌在 30～40 岁时发病率较低，50 岁以后发病率急剧升高，65～80 岁尤为多见。男性的发病率较女性高。有较长吸烟史、高脂肪、高胆固醇饮食习惯者更是胰腺癌"青睐"的高发人群。

胰腺癌的症状，主要取决于癌肿生长的部位，周围器官是否受累以及有没有并发症等特点。胰头癌通常相对较早地出现症状，而胰体癌、胰尾癌早期症状较少。当然，除了上述的一些典型症状外，胰腺癌还可能临床表现为体重迅速下降、脂肪泻（腹泻，粪便稀薄而量多，且含有较多油脂）、恶心、呕吐等。除此之外，胰腺癌并无明显的早期警示性症状。

医师篇

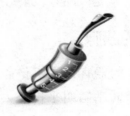

医师指导，合理用药
早期诊断，早期治疗
中西并重，早日康复

# 一、认识胰脏

　　传统的中医并没有"胰腺"的专称，但仔细翻阅中医古籍，就会发现中医记载"伏梁"的摘写与"胰腺癌"的症状十分相似。《医纲总枢》中说："生于胃下，横贴胃底，与第一腰椎相齐，头大向右，至小肠头尾尖向左，连脾肉边，中有一管，斜入小肠，名曰珑管。"里面提到的珑管就是现代的"胰腺"。在不同的地区人们对它也有不同的称呼，例如潮汕地区把胰腺称为"尺"，就是以胰腺长条形来命名的。

## （一）"隐居"的胰腺

　　胰腺是一个"低调"的器官，它不像心脏时刻跳动以引起人们的注意，也不像胃在肚子饿时咕咕叫来提醒人们进食。它低调地隐居在人们体内，却发挥着无可替代的作用。

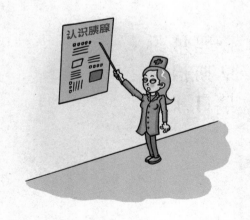

　　胰腺像个避世隐居之人"隐藏"在深处，胰腺下缘在腹前壁表面投影相当于脐上 5 厘米，上缘相当于脐上 10 厘米。胰腺分头、颈、体、尾四个部分，这几部分之间并无明显界限。其右侧端为胰头部分，被十二指肠所环抱，后面与胆总管、门静脉和下腔静脉相邻。

　　胰颈为头、体之间的移行部，前上方为十二指肠上部和胃的幽门，后面有肠系膜上静脉和脾静脉合成门静脉。胰体较长，为胰的中间大部分，其前面隔小网膜囊与胃后壁相邻，后面与左肾和左肾上腺等相接。

胰尾为胰体向左逐渐移行变细的部分，与脾门相邻。

正是由于胰腺位置隐蔽，而且前面有胃的遮盖，普通 B 超难以发现其病变，因此难以发现早期的胰腺癌。

## （二）胰腺——"重要的化工厂"

人体每天需要很多养料来维持日常活动，葡萄糖、氨基酸、蛋白质等都是人们的动力来源。当然人们不是直接将这些营养物质输入体内，而是通过吃米饭、面包、鸡蛋、猪肉、鱼肉、蔬菜、水果等。那么，这些食物是怎么变成我们需要的基本元素呢？这时胰腺就发挥了重要的作用。

胰腺的知名度不高，默默无闻却身居要职。可以说，它是人体中重要的器官之一。因为它是一个兼有内、外分泌功能的腺体，参与了全身重要的消化功能和内分泌调节，所以它的生理作用和病理变化都与生命息息相关。

胰腺每天可以分泌 1.5 升含有多种酶的消化液，这些消化液可以帮助分解蛋白质、碳水化合物。而胰腺的另一功能就是分泌胰岛素。

胰腺由内分泌腺和外分泌腺组成。外分泌腺是胰腺的主要部分，它负责分泌胰液，其中含有多种消化酶，帮助消化食物，特别是脂肪的消化。内分泌腺主要是指胰岛细胞，它散布于外分泌腺之间，可以分泌多种内分泌激素，调节人体的代谢功能。

外分泌腺由腺泡和腺管组成，腺泡分泌胰液，腺管是胰液排出的通道。胰液中含有碳酸氢钠、胰蛋白酶原、脂肪酶、淀粉酶等，通过胰腺管排入十二指肠，有消化蛋白质、脂肪和糖的作用。

内分泌腺由大小不同的

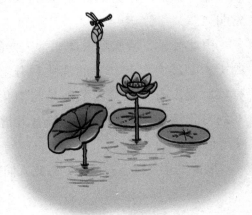

细胞团——胰岛组成，胰岛主要由四种细胞组成：A 细胞、B 细胞、D 细胞、PP 细胞。这四种细胞是胰岛的重要组成部分，它们各司其职，对人体的消化、代谢有举足轻重的作用。

A 细胞分泌胰高血糖素，升高血糖。

B 细胞分泌胰岛素，降低血糖。

D 细胞分泌生长抑素，以旁分泌的方式抑制 A、B 细胞的分泌。

PP 细胞分泌胰多肽，抑制胃肠运动、胰液分泌和胆囊收缩。

真正让老百姓认识胰腺这个器官，主要是因为Ⅱ型糖尿病和胰岛素的发现……

胰岛素是由胰岛 B 细胞分泌的一种由 51 个氨基酸组成的蛋白质，由 A、B 两条肽链通过二硫键连接而成。

胰岛素能促进肝脏、肌肉和脂肪等组织摄取和利用葡萄糖，抑制肝糖原分解及糖异生作用，促进蛋白质和脂肪合成，抑制蛋白质、脂肪分解及酮体生成。

## （三）丰富的神经丛——疼痛的根源

胰腺的作用十分强大，这决定它需要有强大的神经网络来进行调节和控制。然而，丰富的神经网络会导致一旦患有胰腺疾病，疼痛就会非常明显。

由此可见，胰腺是人体非常重要的消化和分泌器官。如果胰腺出问题了，必然会引起严重的消化和分泌问题，还可能伴随严重疼痛。没有胰腺就没有办法分泌胰液参与消化，大量的脂肪、蛋白质和糖类得不到消化液的分解，就没办法有效地吸收，从而引发腹泻和进行性消瘦等问题。

胰腺的重要性不言而喻，因此人们要十分重视胰腺的疾病。

# 二、认识胰腺癌

认识了胰脏这位朋友，我们就能更清楚地认识胰腺癌了。胰腺癌是什么？看完下面对胰腺癌的简述，相信读者会对它有所了解。

## （一）什么是胰腺癌

胰腺癌是胰腺的一种恶性肿瘤。胰腺癌是由胰腺的上皮细胞在多种致癌因素的共同作用下经过一系列复杂的突变而来的。

## （二）胰腺癌常见吗

据 2018 年最新统计数据显示，美国胰腺癌新发估计病例数为 55 440 人，估计死亡人数为 44 330 人，占恶性肿瘤死亡率的第 4 位。

2018 年 2 月，国家癌症中心发布了最新一期的全国癌症统计数据。胰腺癌位列我国恶性肿瘤发病率的第 10 位，男性发病率的第 8 位。可见胰腺癌在全球范围是一种高发性疾病。①

## （三）什么原因可能导致胰腺癌

胰腺癌的发病因素尚不清楚，但涉及的因素有以下几方

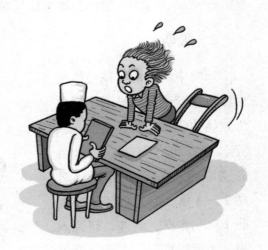

---

① CHEN W Q，SUN K X，ZHENG R S，et al. Cancer incidence and mortality in China，2014 [J]．Chinese Journal of Cancer Research，2018，30（1）．

面。①有证据显示过多食用红肉和奶制品与胰腺癌的发病风险增加有关。②体重指数的增加和胰腺癌发病风险增高相关。③对化学物质如β–萘胺及对二氨基联苯的职业暴露以及过量饮酒也和胰腺癌发病风险升高有关。下面是导致胰腺癌的高危因素。

### 1. 致癌物质

目前实验证明，几十种亚硝胺在动物体内可激发癌肿。有些致癌物在全身条件下直接给药，可导致胰腺癌的发生率升高。这些致癌物质经胆汁排出，可通过反流进入胰腺，在一定作用时间后致使胰腺导管上皮癌变。

### 2. 饮食

动物试验证实高蛋白饮食与胰腺癌发病有关。有人发现人们平均脂肪摄入量与胰腺癌的发病率密切相关。日本自20世纪50年代后，胰腺癌的发病率增加了4倍，与动物蛋白及脂肪摄入量增高相一致。高蛋白与高脂肪饮食可增加胰腺细胞的更新率，进而增加了胰腺对致癌物质的敏感性。另外食物中的亚硝胺持续的刺激作用，也可增加胰腺癌的发病。腌制品、香烟、腊肉、罐头食品是常见的高亚硝胺食品。

### 3. 吸烟

烟叶中所含的亚硝胺吸入后经血液运至肝脏被激活后成为致癌物质排入胆汁逆流入胰管。调查研究表明，吸烟者的胰腺癌发病率比非吸烟者高2～3倍，且发病年龄亦提前10～15岁。此外，研究表明，大量吸烟后，血脂浓度提升，间接增加了致癌风险。

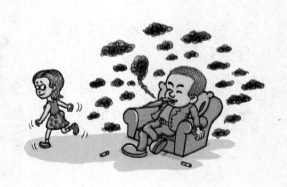

### 4. 与胰腺癌发病有关的疾病

慢性胰腺炎长期以来一直被认为是导致胰腺癌发病的一个危险因素，新近的一项研究显示有胰腺炎病史的患者胰腺癌的发病风险较一般人群高 7.2 倍。因此，慢性胰腺炎被认为是胰腺癌的独立危险因素。这是因为慢性胰腺炎具有胰腺癌发生的致病环境。慢性胰腺炎可促进基因的不稳定性、促进血管的生成，在其病程中炎性细胞、化学因子和细胞因子可调节肿瘤微环境中所有细胞的生长、迁移和分化，包括肿瘤细胞、成纤维细胞和内皮细胞的形成。

还有胰管结石的患者胰腺癌发病率较一般人群高出许多倍。胃大部切除的患者在手术后 20 年发生胰腺癌的风险较一般人群高 5～7 倍。糖尿病患者得胰腺癌的死亡率为正常人群的 2～4 倍。

老年患者如近期发生糖尿病并伴有腹部症状，应怀疑是否患有胰腺癌。胰腺癌常伴发不同程度的慢性胰腺炎。

此外，酗酒、饮食中缺乏水果及新鲜蔬菜，长期暴露于印刷、炼焦、煤气、炼油、石化等环境中，也与胰腺癌发病风险增高有一定关系。

## （四）哪些人更容易被胰腺癌"盯上"

### 1. 免疫力低下的人

人体犹如工厂，每天都有新的细胞生成，又有无数细胞因为老化，而被身体回收。在生产的过程中，有一部分细胞充当"质量监察员"，这就是免疫监视系统。每个工厂都有生产标准，但谁都没有办法保证，出厂的产品一定符合生产要求。换言之，每个人身上都有癌细胞。然而，免疫系统的存在可以及时地发现和清除这些"次品"——癌细胞。但是当人的免疫功能低下时，免疫监视系统发现"次品"的能力就下降了，就会使次品流入"社会"（人体），从而对"社会"（人体）造成伤害。所以，免疫力低下的人对癌细胞的甄别能力降低，更容易罹患胰腺癌。

## 2. 暴饮暴食的人

逢年过节，来急诊的"胰腺炎"患者就会增加。为什么呢？

因为此时，大家都放开肚皮，尽情吃喝，一下子就增加了胰腺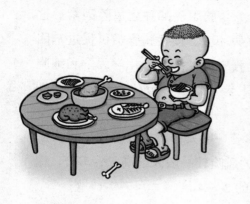的负担。胰腺不堪重负，终于"病倒"——发炎了。急性胰腺炎，这是胰腺对我们暴饮暴食发出的抗议。然而，平时就喜欢大吃大喝的人呢？胰腺只有默默忍受着，每天超负荷地工作，只能进行无声的抗议。在患者没有感觉的情况下，癌细胞已经在悄悄地生长了，这大大增加了胰腺癌的发病率。有多项研究表明，大量饮酒者罹患胰腺癌的风险显著增高，最近国际胰腺癌病例对照协作组织的研究数据支持上述结论。

## 3. 吸烟的人

香烟其实一点都不香，而且有毒。香烟成为人类公敌不是没有原因的。目前的研究表明，香烟跟呼吸系统疾病密切相关，最明显的是与肺癌相关。然而，香烟不仅是肺癌的致病因素，还是胰腺癌的致病因素，有研究表明吸烟者患胰腺癌的几率比不吸烟者高2～3倍。

## 4. 一些慢性病患者

研究表明，糖尿病可能与后续发生胰腺癌有关。如胰腺癌的患者常常合并血糖升高，所以患者出现血糖升高时，也要注意排除胰腺癌的可能。如有慢性胰腺炎、胆结石、胆囊切除和胃切除手术史以及某些过敏性疾病，都令发生胰腺癌的风险升高。因为这些慢性疾病迁延不愈，炎症刺激，给胰腺癌的发生提供了一定的条件，增加了胰腺癌的发生率。

### 5. 部分职业与胰腺癌发病有关

有调查发现从事电工电磁领域、金属制造、工具制造、铅管制造和焊接、玻璃制造者，以及陶工、油漆工、建筑工和棉纺工胰腺癌的发病率更高。长期接触氯化烃、镍及其化合物、铬、多环芳香烃、有机氯杀虫剂、硅石和脂溶剂者也增加了胰腺癌发生的风险。

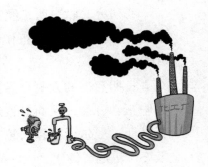

## （五）怎样预防胰腺癌

### 1. 戒烟

烟毒百害而无一利，不管是否生病，都应该积极地把烟戒掉。然而戒烟是一条漫漫长路，需要毅力，也需要方法。下面的"专家建议"或许对戒烟有所帮助。

**专家建议**

（1）制订戒烟计划，逐渐减少吸烟次数，慢慢过渡到完全戒烟。通常3～4个月就可以成功戒烟。

（2）扔掉吸烟用具，诸如打火机、烟灰缸、香烟，减少你的"条件反射"。

（3）避免进入习惯吸烟的场所或活动。使用便笺或手机提醒功能提醒自己，拒绝香烟的诱惑。

（4）餐后喝水、吃水果或散步，摆脱饭后一支烟的想法。

（5）烟瘾来时，要立即做深呼吸活动，或咀嚼无糖分的口香糖。

（6）写下自己认为的戒烟理由，如为了自己的健康、为家人着想、为省钱等，随身携带，当烟瘾犯了时可以拿出来告诫自己。

（7）安排一些体育活动，如游泳、跑步、钓鱼等。一方面可以锻炼身体，增强体质；另一方面可以避免花较多的心思在吸烟上。这是转移注意力的方法。

（8）当自己有想吸烟的冲动时，可以用喝水或喝茶来控制。

## 2. 拒绝熬夜

有研究文献表明，经常熬夜的人患癌症的概率是不熬夜者的 60 倍，其中经常熬夜的医务工作者、警察、记者患胰腺癌的概率是不熬夜者的 70 倍。

长期熬夜的人更容易患癌症是因为熬夜使睡眠规律发生紊乱，影响细胞正常分裂，从而导致细胞突变，产生癌细胞。研究生物节奏的专家托马斯·威尔说，越来越多的证据表明，睡眠不足的影响会累加起来，最终严重危害健康。肥胖症、癌症都与熬夜直接有关。

## 3. 少蛋白、少油脂饮食

长期的高蛋白、高脂肪饮食会增加胰腺的工作负担。欧美等发达国家的人胰腺癌发病率相对较高，原因多与此有关。所以人们应保证饮食中肉、蛋、蔬菜、水果、粮食的合理搭配，不偏食、挑食，少吃煎、炸、烤制食品，适当增加粗粮和蔬菜、水果的摄入。

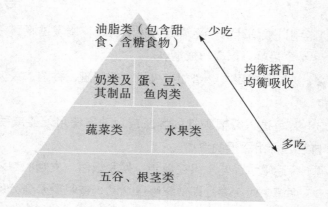

## 4. 控制慢性胰腺炎，积极治疗胆石症等

有胰腺炎、胆石症的患者应该积极地治疗，若这些慢性疾病迁延不愈，会增加胰腺的负担，使胰腺癌的发生概率明显提高。

### 5. 体育锻炼

生命在于运动，积极的体育锻炼可以促进新陈代谢，提高身体的免疫机能，达到预防癌症的目的。适当地参加体育锻炼，可以在一定程度上降低肥胖这个胰腺癌的高危因素。

### 6. 良好的心态应对压力

要有良好的心态应对压力，劳逸结合，不要过度疲劳。目前的多项研究表明，压力是癌症发生的重要诱因。中医认为压力会过度地消耗正气，导致脾虚、心气虚、肾虚，患者表现为疲劳、烦躁、焦虑。从西医的角度来说，压力会导致免疫功能下降、内分泌失调、体内代谢紊乱。

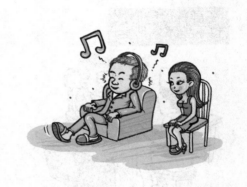

所以调整心态应对压力不仅仅是一种能力，更是一种健康的生活方式。

# 三、胰腺癌的诊断

癌症可防可治，但是为什么目前死亡率还是居高不下呢？关键是当我们发现癌症时已经是晚期了。那么，怎样及时发现胰腺癌呢？

应从识别早期症状和积极检查开始。

如果怀疑是胰腺癌，就应该马上进行系统的检查。

## （一）警惕早期症状，尽早发现胰腺癌

胰腺部的起病是非常隐匿的，刚开始发病的时候，不会有很明显的症状，容易和胃病、肝病混淆。如果体内出现以下情况，应考虑早期胰腺癌：上腹部出现模模糊糊的、说不清楚具体位置的不舒服感觉，这种感觉的原因是不明确的。如与吃辣椒、喝酒、饥饿无关。而且这种不舒服的感觉是持续性不间断的，并且会渐渐加重为隐隐的胀痛，牵连后面的腰部、背部，有时伴有体重减轻，身体疲乏无力或出现糖尿病。这就可能是胰腺癌的早期表现。出现这种情况就应到医院检查了。

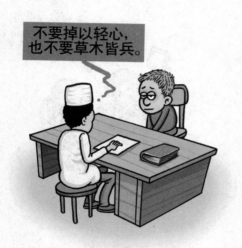

不要掉以轻心，也不要草木皆兵。

通过上面的分析，我们已经知道胰腺癌的早期临床表现不明显，不容易引起人们的警惕和早期发现。早期的胰腺癌肿，如果直径在 2 厘米左右，那么它还局限在胰腺里面，只要及时治疗，就可以达到临床治愈的目的。那么，怎样才能做到及早发现呢？这就要靠定期体检，一般 6 个月体检一次即可以早期发现胰腺癌了。

## （二）系统检查

当我们开始怀疑患有胰腺癌时，我们需要做一系列检查来排查。那么，我们需要做哪些检查呢？这些检查有什么作用？下面我们将展开细述。

"病起投医"，当出现之前说的早期症状时，应该马上去医院诊断。虽然需要做什么检查和诊断是医生的工作，但作为患者或家属有必要了解整个过程，做到心中有数。

### 1. 实验室检查

在大家的心目中，抽血是医院的常规项目，甚至有患者将抽血误认为是全身检查。

抽血检查几乎是所有人到医院检查必须做的项目，包括血液分析、生化、凝血等。针对肿瘤要有一些特异性的检查，就是相关抗原。什么是相关抗原？

糖类抗原 19-9（CA19-9）是胰腺癌比较特异的指标。在血液里检测到这个指标高时，被诊断为胰腺癌的可能性高达 70%～92%。此外，在治疗的过程中，CA19-9 还可以进行疗效监测。治疗中及手术后含量下降乃至正常表示治疗方案正确有效。根治术后可以将它作为跟踪肿瘤复发的指标，指数升高可作为肿瘤复发转移的亚临床诊断或重要的辅助诊断指标。

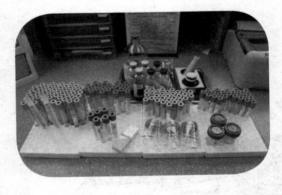

抽血常规检查，是创伤较小的检查。如果能很好地作为诊断或者判断的指标，自然是最好的。但是，事实上 CA19-9 所能反映的信息太少了，有时胰腺炎症 CA19-9 指标也可能升高。而且在治疗过程中，有时候 CA19-9 指标也会升高，并不一定代表治疗无效或疾病进展。

当然，也有一些胰腺癌的患者 CA19-9 并不会升高。这是因为：

（1）CA19-9 是 Lewis A 血型抗原的一部分，某些人由于缺少这种基因，不表达 CA19-9，这种情况下即使发生胰腺癌也不能合成 CA19-9 而产生假阴性。这种特殊情况白种人占 5%～10%，黄种人发生的比例较低。

（2）细胞表面被封闭。负责细胞内外的物质和能量交换是细胞膜的主要功能之一。当细胞表面被封闭时，CA19-9抗原就不能分泌到血液中去，从而检测不到血清中的CA19-9抗原。

（3）机体体液中一些抗体与CA19-9抗原形成免疫复合物，从而降低了CA19-9抗原的活性，故在血清中检测不到CA19-9。

（4）肿瘤组织本身血液循环差，其产生的CA19-9抗原不能分泌到外周血中去。此外，血液标本的采集、储存不当也会影响CA19-9的测定结果。因此目前多采用联合其他肿瘤标志物检测的方法来提高诊断敏感性和准确性。

## 2. 超声检查

超声显像是胰腺癌首选的无创性检查项目，可发现直径在2厘米以上的局限性肿瘤，并可探查胰管及胆总管是否扩张，胆囊是否肿大及肝内膜后是否有淋巴结转移等，这个检查可做初步的筛查。

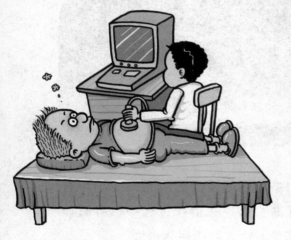

然而"甘瓜苦蒂，物无全美"，超声也不是万能的。超声波不能穿透空气，所以对于含有气体的器官就没办法做出准确判断。例如，当患者胃肠道胀气时，躲在其后面的胰腺就没有办法看清楚了。但在常规体检或者疾病筛查中，超声仍然是十分重要的工具。

## 3. CT检查

电子计算机断层扫描（CT）检查对胰腺癌诊断有重要作用，它可以显示胰腺肿块的位置、大小、密度以及有无主胰管中断、狭窄、管壁僵硬、病灶局部扩散、血管受侵及淋巴结转移等情况。CT检查的准确率高，对诊断有重要的意义，是诊断胰腺癌的重要检查项目。

医生通常会要求患者做一个增强的扫描。为什么需要做增强CT呢？

增强 CT 就像是给显微镜下再加了一个放大镜，平扫可以大致显示肿瘤与周围结构的关系，而增强扫描可以较好地观察胰腺肿瘤的大小、部位、形态、内部结构、肿瘤与周围结构的关系，从而使肿瘤现出原形，为判断肿瘤的性质提供重要的依据。

而薄层、多期、增强 CT 扫描，可以分为动脉早期、动脉晚期、胰腺期、门脉期，通过不同时相观察肿瘤的血流动力学改变，可以显著提高胰腺微小肿块的检出率，有助于对肿瘤术前精确分期和手术可切除性的判断，是发现早期胰腺癌的最佳扫描方法。

值得注意的是，如果患者有对药物、食物过敏，一定要及时提出来。如果曾经出现碘过敏的，必须拒绝做增强 CT。如果患者有甲状腺功能亢进病史，需要复查甲状腺功能后，才可以考虑做增强 CT。

## 4. 核磁共振成像（MRI）检查

如果做不了增强 CT 怎么办？患者还可以选择 MRI 检查。

对于肾功能不全以及碘过敏的患者，不宜做增强 CT 扫描，可以通过腹部 MRI 扫描进行诊断。

虽然 MRI 检查同样需要打造影剂，但是一般情况下不会出现过敏反应。检查的过程 20～30 分钟，而且噪声比较大（磁场交换引起的），所以检查的时候医生会让患者戴上耳塞。

（1）MRI 的优点。

第一，MRI 最突出的优点，就是具有良好的软组织分辨力，对比分辨率高。例如它可以清楚地分辨肌肉、肌腱、筋膜、脂肪等软组织结构。

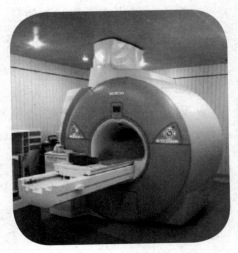

第二，MRI 具有多方位任意切层的能力，可清楚地显示病变所在的部位、范围以及和周围组织器官的相互关系，即可精确定位病灶。

所以 MRI 对许多病变的定性、定位和定量诊断有其独特的优越性，且无观察死角。其他影像学检查方法对此是望尘莫及。

第三，MRI 属无创性技术，并且无 X 线辐射损害，真正避免了其他影像学检查如 X 线或放射性核素扫描显像等射线辐射对人体的损害。

第四，无须造影剂即可清楚地显示血管的形态，免去了患者在接受插管和静脉注射造影剂时所要承担的额外痛苦和风险。

（2）MRI 的不足。

第一，MRI 检查费用昂贵，是目前影像学检查中费用较高的，仅次于 PET-CT。

第二，MRI 检查持续时间长，而且扫描速度远不如 CT，一般头部扫描需 30 分钟左右，心脏扫描需 1 小时甚至更长时间。

第三，对患者身体移动非常敏感，易产生伪影，故不适用于急诊患者和危重患者。

第四，MRI 扫描仓内有明显噪声，需患者密切合作，保持平静，以免产生幽闭恐惧症而导致检查失败。

第五，MRI 对钙化不敏感，由于钙化灶内不含质子，故不产生 MRI 信号，不利于诊断和鉴别诊断钙化点。

第六，戴有心脏起搏器的患者绝对禁忌。可因干扰而致心脏停搏。

第七，体内有金属，如假肢、弹片、止血夹、人工心瓣膜、固定用钢板、螺钉、人工股骨头等，不可进行该项检查。因为金属异物的移动，可能损害重要脏器和大血管。如果体内有上述植入物，需要提前和医生说明。

另外，核磁共振胰十二指肠造影（MRCP）是一种新的胰胆管检查方法，能全面反映胰管病变的位置、大小及周围浸润、转移情况。胰腺癌可以导致胰胆管梗阻，MRCP 对于梗阻性病变可以明确梗阻的范围、部位，梗阻的远段、近段。MRCP 的优点是非侵袭性、无创、无辐射、无须对比剂、成功率高且不存在并发症的风险，具有良好的组织对比性。此外，它还能显示自然状态下胰胆管的详细解剖形态，对恶性梗阻不仅可以明确梗阻部位，还可以显示梗阻周围及病变远端的形态，可在任何平面获得多平面成像，可以立体地显示肝内外胆管及胰头区情况，对判断病变范围及手术切除率有一定帮助。MRCP 也有不足之处，因为容易受到呼吸运动影响而导致伪影，所以检查时患者要控制好呼吸。

### 5. 正电子发射计算机断层显像（PET-CT）——昂贵的检查

PET-CT 检查费在万元左右，可以说是目前最昂贵的影像学检查了。那么什么是 PET-CT 呢？这种昂贵的检查，其过人之处是什么呢？

PET-CT 是近年来逐渐在肿瘤诊疗领域推广的一种检查。如果将人体比作一辆汽车，最热的部位就是发动机。我们不用打开车盖，用手一摸就知道发动机的位置。同理，肿瘤的代谢水平比其他正常的组织都要高，就像发动机发热一样。PET-CT 的重要功能在于通过葡萄糖代谢的高低，发现全身的肿瘤病灶和鉴别可疑病灶。

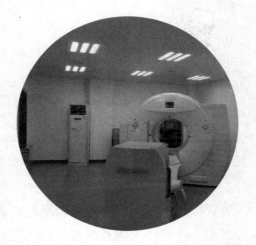

PET-CT 具有精准、高效等优势，因此也是临床上十分重要的一种检查项目。PET-CT 的检查范围可以包括全身的范围，也就是一次 PET-CT 可以发现全身多个部位的病变。虽然 PET-CT 在排除、发现远处转移方面具有优势，但仍不可替代胰腺 CT 或 MRI。对于原发病灶较大、怀疑有远处淋巴结转移及 CA19-9 显著升高的患者，可以推荐使用。

由于 PET-CT 是使用肿瘤对糖摄入较高的原理，所以血糖控制不满意者，需要积极控制血糖到正常水平后才能进行该项检查。检查结束后，示踪剂会通过尿液排出，所以做完检查后，要大量饮水，促进示踪剂的排泄，同时也要避免尿液污染其他物体。

## 6. 活检

胰腺癌需要做活检吗？答案是肯定的。对于恶性肿瘤而言，诊断是十分严格和谨慎的，只有病理活检才能作为诊断的金标准。

曾经有一个辗转了多家大医院的患者来到广州中医药大学第一附属医院。CT 和 MRI 都明显提示其胰头部有一个直径 5 厘米的肿瘤，高度怀疑是胰头癌。在此之前的多个医生都确定她是胰头癌，而且已经压迫了胆道，导致患者出现黄疸，因而医生都认定她是晚期，生存时间不长了，所以没有建议她做活检。来到广州中医药大学第一附属医院后，医生充分地

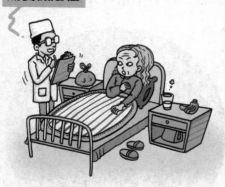

需要做活检

评估了她的身体状况，认为她能够耐受活检。在一番劝说下，患者同意活检。通过超声胃镜，医生取了"肿瘤"部位的组织送到病理室，3 天后病理结果出来了，是"慢性炎症"。医生成功地帮她摘掉了"胰腺癌"这顶帽子，患者也重新树立了对生活的信心。

以前因为胰腺癌的位置深入，活检难度比较大，所以一些患者因各种原因没有做病理活检或者拒绝活检就被扣上胰腺癌的帽子。在此，我们认为除非患者身体状况太差不能耐受活检，否则不做活检就下诊断，是很不负责的行为。即使是恶性肿瘤，胰腺的恶性肿瘤也分很多种类型，其治疗方法和效果也大不相同，不能一概而论。所以胰腺癌的病理诊断是十分重要的，就像法官的法槌一样。

胰腺癌的活检方式：

（1）穿刺活检。该方式就是用穿刺针取得部分病变组织做病理检查，准确率在 80% 以上，是病理检查最常用的手段。

用内镜超声引导下细针穿刺活检——胰腺肿瘤活检的"利器"。内

镜超声（EUS）是内窥镜（如胃镜）和超声的结合。把超声探头放置在内窥镜的顶端，内窥镜进入消化道后超声探头与胰腺距离近，避免了普通超声面临的胃肠道气体的干扰，加之探头的频率高，显示的胰腺图像较为清晰，诊断的灵敏度较高。就像是千里眼与顺风耳的结合，能让成像更加清晰。

在 EUS 引导下进行定位，超声内镜对小胰腺癌的诊断价值极高。不仅能检出直径 ≤ 1 厘米的胰腺癌肿，甚至可探测到直径约 5 毫米大小的胰腺癌肿。同时内镜超声还可以显示胰腺癌肿周围血管的侵犯情况，敏感性达 90%，并能显示周围局部淋巴结转移、胰腺前方被膜及胰腺后方组织浸润情况，对胰腺癌手术前的分期判断非常重要。

然而超声内镜下活检也存在弊端，可能会导致胰腺炎、消化道出血、胰管损伤等并发症。

（2）腹腔镜探查术。该方式不建议常规应用。在其他穿刺手段无法应用且诊断困难时，可行腹腔镜探查，以避免不必要的开腹探查。

腹腔镜手术不需要在肚子上切开很大的伤口，只需要在肚子上打 3 ~ 4 个小孔，通过小孔，伸进去一个镜子，连接显示器，医生可以在显示器上看到肚子里面的情况，还可以通过钳子钳取肿瘤上的组织。这样的手术创伤小，恢复快，已经得到了广泛的应用。

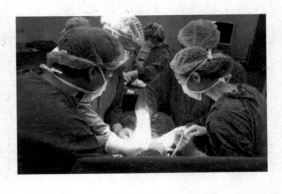

此外，对于晚期患者可以通过细胞学检查来得到病理诊断。如经内镜逆行胰胆管造影（ERCP）插入胰管，静脉注射胰泌素后收集胰液，离心沉淀，涂片做细胞学检查，阳性率可达到 86% 左右。常见的并发症有 ERCP 术后胰腺炎、胆管炎、脓毒血症、消化道出血、胆胰管损伤和肠穿孔等。

# 四、胰腺癌的治疗

能做手术吗?

能不做手术吗?

我只想中医药治疗!

我不想让他受太多的苦!

许多问题困扰着患者及家属,那么患者应该选择怎样的治疗方式合适些?

我们的建议是:早期患者应听从医生建议;晚期患者要听从医生建议,同时医生也要尊重患者意愿。

## (一)写在治疗之前

目前,胰腺癌除了传统的三大治疗手段——外科治疗、化疗和放疗,还有靶向治疗、生物治疗、中医药治疗等。

### 1. 如何理解"治愈"和"缓解"

弄清"治愈"和"缓解"的区别十分重要。治愈很好理解,就是将疾病治好了,体内的肿瘤已经被消除干净了,至少目前的检查手段已经

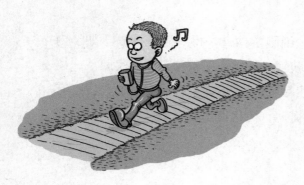

无法检测到肿瘤了。这是大家都愿意追求的结果。对于早期的患者,通过积极的治疗手段,通常可以达到治愈的目标。但是对于晚期患者和复发的患者,治愈几乎是不可能的,只能尽可能地缓解病情。

不过，即使是目前最高强度的化疗或者放疗都没有办法完全消灭体内所有的癌细胞。这就是目前为止，患者不能轻易断言能治愈癌症的原因。

既然不能治愈，那么治疗的意义何在呢？这就要求患者充分理解"缓解"的意思。缓解，指的是虽然癌症不会被治愈，但可以被控制。这是晚期肿瘤治疗的目标。最好的结果就是癌症变成了慢性病。用化疗来抑制癌症，希望它在数月或者多年内都不能复发。就像高血压和糖尿病一样，虽然不能治愈，但可以通过药物将血压和血糖控制在正常的范围内。在正常的控制下，肿瘤患者依然可以积极地参与生活——工作、慢跑、旅游等。如果癌症复发了，再进行治疗。所以缓解就是一个不断抗争、极力控制以提高生活质量的过程。与此同时，患者要始终怀揣希望，随着医学的研究和进步，可能会彻底地根除癌症。

## 2. 中医的治癌理念——"带瘤生存"

在大众眼中，肿瘤是"毒"，"粘之即亡"，患肿瘤等于死亡等。所以大众很难想象"带瘤生存"、与瘤和平共处是一种什么样的状态。

简单来说，"带瘤生存"指的是虽然患者体内仍存在肿瘤，医学不能完全祛除它，但是患者还是能和正常人一样生活、工作，人瘤共存、和平共处。就如同糖尿病、高血压患者，需要长期吃药将病情控制在正常范围内，这是带病生存。

中医治癌的整体观念就是让患者能"带瘤生存"。恶性肿瘤的发病过程，始终贯穿着"正邪相争"，治疗时必须权衡机体与肿瘤（整体与局部）之间的关系，最终达到"治病留人"的目的。

早期癌症患者，虽有肿块但尚未转移，此时"正盛邪实"，宜"攻毒祛邪"为主；中期癌症患者，肿瘤逐渐增大，邪正处于相持阶段，治疗上宜"攻补兼施"或"攻多补少"；晚期癌症患者，肿瘤多已出现远处转移，邪毒得势嚣张，正气虚衰不支，这时如果一味攻伐，反而会加速患者的死亡，如果扶正培本，攻补兼顾，"寓攻于补"，反而能减轻症状，维持生机，使患者长期"带瘤生存"。

## （二）手术治疗

这个不好的东西能否切除？

把它切了一了百了！

我很怕手术，可以不做手术吗？

…………

众所周知，手术是一个有创伤的治疗方式，但截至目前，胰腺癌的根治性手术是唯一有可能治愈胰腺癌的治疗方式。所以到底能不能手术，要不要手术，要根据具体情况加以分析。下面围绕胰腺癌的手术展开细述，帮助读者认识它。

### 1. 什么是根治性手术

斩草要除根，所以根治性手术的意义就在于"切干净"了。对于早期（Ⅰ、Ⅱ期）的胰腺癌来说，用手术的方法把有癌的胰腺连同周围组织一起整块地切下来，就可以达到完全切除的目的，达到根治的疗效。

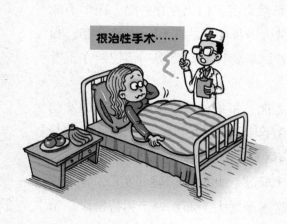

根治性手术……

那么，治疗效果最为彻底的根治性手术对患者有什么要求呢？

首先，患者必须是早期（Ⅰ、Ⅱ期）的胰腺癌患者。其次，患者身体基础条件要好，没有心肺功能不全，不能耐受手术的情况。最后还需要一个强大的治疗团队。因为胰腺癌手术是一个复杂的高难度手术。在此要提醒大家，不是每家医院都有能力完成这一项手术，所以手术一定要选择在有条件的医院进行。

为什么说胰腺癌手术是普外科难度最大的手术？

胰腺癌手术之所以是普外科难度最大的手术，主要有以下几个原因：

（1）胰腺的解剖特点。胰腺位于腹膜后，位置比较深；周围有众多重要的血管、胆管和神经等。在手术中需要仔细地操作，避免撕裂血管而出现难以控制的大出血。

（2）胰腺癌具有明显的恶性的生物学行为。胰腺癌淋巴转移时间早、范围广。而且胰腺癌浸润性生长，极易浸润周围脏器、血管和神经丛，所以就造成了淋巴结清扫和脏器切除困难。

（3）胰腺癌手术切除范围广、涉及的脏器多。切除范围包括胆囊及胆总管下端、胰头部、远端胃及幽门区、十二指肠及空肠上段和脏器附近的神经和淋巴结。

（4）切除肿物后消化道重建十分复杂。胰十二指肠切除术破坏了胃肠道、胆系、胰管正常通路的连续性，所以手术后需要恢复它。然而正常胰管本来就很细，因肿瘤导致梗阻扩张后也仅仅几毫米，手术难度大。加上胰腺、胰管、小肠吻合非常困难，而且胰腺和小肠是两种不同性质的脏器，吻合后愈合困难，容易造成胰瘘。胰瘘是严重的术后并发症，有可能造成生命危险。此外，胆管虽然较胰管粗，但是胆管和小肠的吻合具有同样的问题。胃肠的吻合，也并不容易。

（5）胰腺癌术后并发症发生率高，而且并发症的危害性很大。

由上述五点来看，胰腺癌的手术难度巨大。因此医生在手术前需要做完整的评估，患者手术前要和手术的医生做好充分沟通，术后严格按照医嘱做好康复护理。

## 2. "知己知彼，百战不殆"——完善检查，术前全面评估

被确诊患胰腺癌后，患者和家属无比着急，希望马上得到治疗的这种心情医生完全理解。在患者眼中，医生似乎"不急"，今日安排抽血，明天安排做心电图、B超等，还有胸部 CT，或再做一次全腹 CT 或 MRI。对于个别患者，医生还要求做 PET-CT。在患者和家属看来，这不是浪费时间和拖延治疗时间吗？

完全不是。孙子兵法提到"知己知彼，百战不殆"，只有充分地了解敌人，才能做到战无不胜。术前的各种检查就是一个"知己知彼"的

过程，通过检查能确定肿瘤的大小、位置、与周围组织的关系，才能够设计恰当的手术方式。只有通过对心脏、肺脏功能的合理评估，才能保证手术安全。

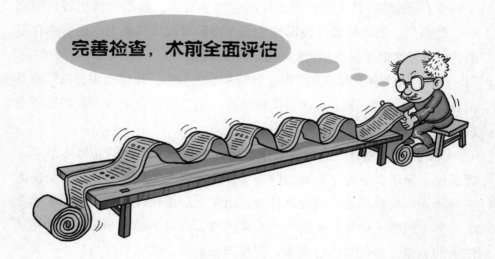

完善检查，术前全面评估

所以，术前的全面评估是制定治疗方案的前提。磨刀不误砍柴工，只有知己知彼，才能运筹帷幄，百战不殆。

如果在术前没有做好全面评估，就像在迷雾中对敌人贸然进攻，这是很危险的。很可能在手术刀将肚皮切开时，才发现胰腺癌肿已经转移到腹腔了，此时就没有办法再进行手术切除治疗了。医生只能无奈地把肚皮缝回去，这个手术也就没有治疗意义了。

医生通常将这种手术称为"开关手术"，意思是说对治疗没有任何意义，反而给患者造成很大的伤害。而出现这种情况的直接原因就是手术前没有充分地评估病情。

### 3. 不可错过的术前谈话

当医生告知患者可以手术治疗时，患者要知道这是唯一有可能根治的办法，此时应该积极地配合医生。

术前医生会找患者及其家属做一个详细的谈话，这就是"术前谈话"。术前谈话会让家属尽可能都到场，因为在这个谈话过程中，医生会详细地告知目前患者的病情如何，手术将怎么做，手术的优点和缺点，术中和术后的危险性，可能的并发症及防治措施，手术中是否置入内置物（如吻合器、固定器）等。此外，术前谈话还会告知患者和家属术中可能的病情变化或手术方式改变的情况。此时，必须有个患者家属被指定为委托人，在书面告知单上签字。患者在这次谈话中，可以将自己的疑问与医生交流，解除困惑，增强信心。

手术过程中会有很多不确定性因素。手术在治疗疾病的同时也可能带来伤害，甚至有死亡的风险。尽管在手术前手术的方式已经制定好，但在实际手术过程中，有时会根据具体的情况更改手术方式。因为手术风险具有不确定性、不可预测性的特征，所以有时候手术可能达不到根治疾病的目的，达不到患者希望的理想状态，甚至可能使患者失去生命。

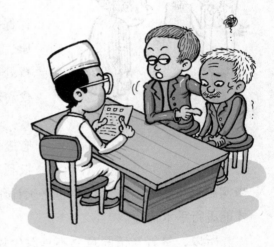

在手术过程中，可能会出现手术创伤大、时间长、出血量多等各种情况，可能需要输血。手术的医生会告知输血的目的、必要性、种类、数量、可能发生的风险、并发症及预防措施等。手术过程中必然需要麻醉。负责麻醉的麻醉医生也会找患者和家属谈话，详细告知麻醉过程的风险意外等。

这些谈话的内容都会被记录下来，形成各种"知情同意书"。常用的知情同意书有：手术知情同意书、输血知情同意书、麻醉知情同意书、贵重药品或器材使用知情同意书等。

所以，术前谈话非常重要，希望患者和家属加以重视。

## 4. 关于知情同意书

很多人心中多少有些疑问：知情同意书？是不是签了以后就是患者

自己承担风险和责任呢?

签署知情同意书是国家法律法规的要求。国务院颁发实施的《医疗机构管理条例》第 33 条规定:"医疗机构施行手术、特殊检查或者特殊治疗时,必须征得患者同意,并应当取得其家属或者关系人同意并签字;无法取得患者意见时,应当取得家属或者关系人同意并签字。"

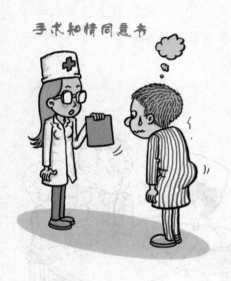

手术知情同意书

法律规定,人的生命健康权是受法律保护的,个人身体所蕴含的生命和健康,只有自己有处置权,其他任何人无权处置。手术这种高风险的医疗行为包含着对患者身体即健康权、生命权的处置。医生拥有手术的技能,但是医生没有擅自对患者的生命、身体进行处置的权利。签字目的是授权给医生,让医生来实施这个手术。作为医生也必须详细告知风险,取得患者及家属信任才能进行手术治疗。

所以,签署知情同意书不是医生规避风险的做法,反而是患者行使权利的体现。手术建立在医患双方互相信任的基础上,手术的风险是患者和家属必须承担的。与医生配合不仅仅是对医生的信任,更是对自己健康负责,因为选择医生、信任医生是治疗的前提。古人有"疑人不用,用人不疑"之说,强调的就是这一点。多疑多虑,只会拖延治疗的时间,加重病情的发展,破坏和谐的医患关系。

## 5. 胰腺癌手术后有哪些并发症

手术后的并发症是患者非常关注的问题,有些患者因为担心手术后的并发症便望而却步,拒绝手术治疗。胰腺癌手术后容易发生多种并发症,临床较为常见的是出血、胰瘘、胆瘘、消化道瘘、胃排空障碍(胃瘫)、应激性溃疡、感染等。

（1）胰瘘。

第一，在医学上胰瘘指的是当胰腺因为肿瘤或其他原因被切除一部分后，即便断面在术中被缝合或与胃肠道吻合（包入胃肠道中），也可能由于胰腺组织和胰管的损伤，吻合口愈合不良，或缝合面渗出，而出现消化液流入腹腔的情况。

胰腺是个分泌器官，它分泌的消化液通过胰管流到十二指肠，和食物混合，起到消化的作用。胰腺分泌的消化液叫胰液，具有一定腐蚀性，尤其是和胆汁混合后，腐蚀性更强，可以腐蚀患者自身的组织，一旦发生渗漏，就会造成严重的后果。

目前，由于诊断标准不统一，胰瘘的发生率差异巨大。胰腺癌术后胰瘘的发生率为2%～29%，平均为10.9%，其中大的医疗中心胰瘘发生率为2%～5%。一旦发生胰瘘，致死率高达20%～50%。所以一定要谨慎对待，一旦发生胰瘘必须配合医生积极处理，切不可大意或自作主张。

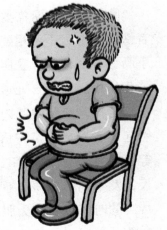

第二，胰瘘的常见表现为腹痛、寒战、发热，甚至大出血，还可继发一系列严重并发症，甚至威胁患者生命。胰瘘多发生在胰腺癌术后1周左右，胰瘘的发生与患者的身体状态、胰腺的性状（胰腺的质地、胰管的粗细等）、胰肠吻合技术和吻合方式、吻合口附近肠祥内的压力和张力、吻合端的血运供应等有关。

第三，如果出现胰瘘，需要采取紧急处理措施，必须抑制胰腺分泌，同时要求禁食和胃肠减压。

医生会马上采取措施：使用抑制胰酶活性和使用生长抑素类似物；充分地引流，包括各种经皮置管引流、手术引流和经内镜引流；采取最佳的支持治疗；预防感染等。

除了上述的常规处理方法，根据病情还有可能采取下列特殊的措施：

内镜治疗。如果是与主胰管相通的胰瘘，可经内镜行鼻胰管负压引流，把胰液引流到体外，促使瘘管闭合。亦可行内镜下胰管支架置放引流，促使瘘口闭合。

手术治疗。当患者胰瘘持续3个月以上，引流量无减少趋势，或者引流不畅，并且反复感染、发热，尤其是有较大脓腔者，或者腹腔大出血，或者因胰管断端瘢痕形成致梗阻性胰腺炎，伴发疼痛者，则需要考虑手术治疗。

胰瘘是胰腺癌手术后常见并发症，发生率居首位。

（2）胆瘘。

胆瘘是发生率仅次于胰瘘的常见并发症。第一，胆瘘和胰瘘相似，指胆汁流到腹腔内，瘘道长时间不能愈合。

胰头癌手术常需要切除胆总管，为了术后患者恢复功能，手术重建消化道时，需将胆总管和小肠缝合在一起，让胆汁流到小肠内，继续发挥消化作用。当缝合处愈合不好时，胆汁就可能穿过缝合口，流到腹腔内。胆汁对腹腔有刺激，会引起患者发热、腹腔感染、积液、伤口愈合不良等各种症状。胆瘘多发生于胰腺癌术后5～10天，发生率约15%，症状取决于胆汁漏出的量、持续的时间以及有无胆管感染、是否留置腹腔引流等。若漏出的量较多又没有有效的引流，则患者可出现严重的胆汁性腹膜炎。

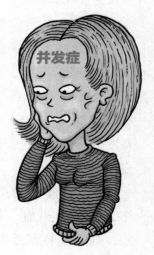

第二，治疗胆瘘的关键是解除梗阻，建立通畅的引流。

胆瘘发生后，首先要消除患者的紧张、恐惧心理，治疗上除禁食、营养支持、应用有效抗生素等常规处理外，还要根据腹膜炎的轻重、有无胆管梗阻以及腹腔引流是否通畅等选择治疗方法。

保守治疗目前认为是首选，经此方法大多数患者可治愈。充分引流是保守治疗中最重要的治疗措施，在保守治疗中患者取右侧卧位或半卧位。对于未拔除腹腔引流管的早期胆瘘，必须保持腹腔引流管通畅，充分引流包括经内镜十二指肠乳头切开胆管引流、经皮肝穿刺胆管引流术等方法。

保守治疗时应密切观察患者的表现和腹部体征，当出现弥漫性腹膜炎、腹腔内伴发脓肿形成且引流不通畅、体温持续增高或出现严重的黄疸时，则需手术治疗，手术仍以引流为主。若因局部炎性反应水肿，无法修补或胆肠无法吻合时，仍须先行引流。待感染控制、病情稳定、全身情况改善2～3个月后做Ⅱ期手术修复。

一旦出现胰瘘或胆瘘，引流往往能获得令人满意的治疗效果，但恢复时间较长，往往需要以月计，所以患者及家属应该积极做好心理准备，耐心配合治疗。

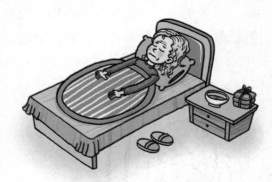

（3）消化道瘘。

胰头癌手术不仅切除胰头，还会切除部分胃、全部十二指肠和部分空肠（小肠的一部分）。为了恢复消化功能，外科医生在进行手术切除后，需要恢复消化道的完整性，也就是把胃肠的断口缝合起来，让患者手术后可以正常进食。

如果吻合口愈合不好，胃肠道里的食物或分泌物就能进入腹腔，引起感染、积液甚至大出血。消化道瘘的治疗和胰瘘、胆瘘也很相似，需要依赖充分的引流。

由于消化道出现破口，导致患者在一段时间内不能进食，而且需要胃管引流，减少胃肠道的分泌，此时就需要靠输液来提供营养。如果在首次手术中，外科医生为患者置放了肠内营养管，也可以通过这根管道向小肠灌注营养液，帮助患者恢复。

如果引流和支持治疗到位，人体自身同样可以通过修复封闭瘘口。一旦瘘口愈合，患者就可以进食了。

（4）胃瘫。

胃瘫也称为胃排空障碍，是一个常见的功能性并发症。目前对胃瘫的治疗以中医药为主，效果较好。

　　胃瘫的机理目前还不清楚，腹腔内感染、手术中的神经损伤等都可能是其发生的原因。

　　如果术后出现胃瘫怎么办？一旦发生胃瘫，患者会出现腹胀、泛酸、呕吐等症状。呕吐后患者会感觉舒服，甚至有些患者会通过主动催吐来减轻症状。

　　胃瘫可通过胃肠道钡餐检查发现。常用的治疗手段包括置入胃管减压、营养支持、应用胃动力药物，以及中医药、针灸治疗，但目前还没有任何一种治疗能真正促进胃动力恢复。一旦发生胃瘫，常常需要至少1个月的恢复时间，所以患者应有充分的心理准备和信心。

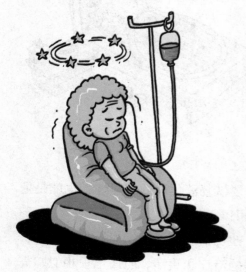

　　长期胃瘫的病例很少，多数患者经过数月的支持治疗都能恢复。

　　（5）术后出血。

　　术后出血是胰腺癌最为严重的并发症，但发生率不高。术后出血多数是伴随其他并发症同时或延后出现，此种类型的术后出血治疗困难、死亡率高，是胰腺癌患者术后死亡的主要原因。

　　术后出血的病因多是因为腹腔内感染不能及时得到控制，暴露在脓液里的大血管被腐蚀，出现大出血。因为腹腔容量大，一旦发生大出血，患者的血压会迅速下降，心率迅速升高，出现面色苍白，甚至大汗、昏厥、呼吸困难等。

　　抢救的关键是，在保证血压和血液循环相对稳定的情况下，迅速找到出血的血管，迅速止血。常见的处理是加快输液速度，输注红细胞或血浆。CT或其他介入手段可帮助医生找到出血的位置，然后外科医生根据患者的情况，决定立即进行手术止血或是介入治疗止血。若输液得当，诊断和治疗及时，患者获救的机会还是很大的。

（6）腹腔感染。

腹腔感染常常是在上述几种并发症出现后发生的，也可能是由于患者体质较弱，术后免疫力低下，导致腹腔内存在一些分泌液或腹水没能充分吸收，继而引发腹腔感染。

腹腔感染的常见症状是腹痛、发热。腹腔内感染可通过 B 超、CT 或 MRI 等影像学检查发现。最常见的处理方法就是穿刺置入引流管，引流脓液，同时给予营养支持治疗。如果患者感染严重，还需要进行抗生素治疗。

一旦腹腔感染的源头（如胰瘘、胆瘘等）得到控制，引流通畅，腹腔感染就能被成功控制。所以当发生腹腔感染时，患者应相信医生，积极配合治疗。

## 6. 什么情况下胰腺癌属于"不可切除"

"不可切除"指的是肿瘤处于局部晚期的Ⅲ期，或发生远处转移的Ⅳ期的胰腺癌患者不能做肿瘤切除手术。

通常来说，不可切除的胰腺癌包括下列 3 种情况。

（1）胰头癌包绕腹腔干、肠系膜上动脉，肠系膜上静脉受阻，腹主动脉、下腔静脉受侵或包绕，横结肠系膜侵犯肠系膜上静脉。

（2）胰腺体部癌包绕肠系膜上动脉、腹腔干、肝动脉，肠系膜上静脉和门静脉受阻，腹主动脉受侵犯。

（3）胰尾部癌出现远处转移，包绕肠系膜上动脉、腹腔干，肋骨、脊椎骨受侵，或是淋巴结转移超过手术清扫范围。

当不能做根治性手术时，如果勉强地做了手术，非但不能够获益，甚至会造成更大的伤害。

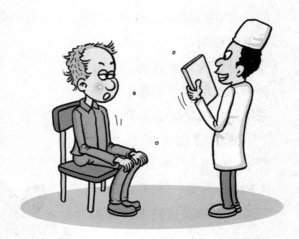

### 7. 还有一类手术叫姑息性手术

与根治性手术相比，姑息性手术指对肿瘤本身不做切除或者只切除一小部分。"姑息"让人想到"姑息养奸"这个词。姑息养奸到最后岂不是害了自己？

话虽如此，但是受形势所迫，有时这也是必需的办法。对于肿瘤范围较广、已有转移而不能做根治性手术的晚期患者，可以选择只切除部分肿瘤或做些减轻症状的手术，如造瘘、消化道短路等手术。因为通过姑息性手术，可以为后续的治疗提供机会，同时可以改善症状，减轻患者痛苦，提高生存质量。

### 8. 有哪些患者需要行姑息性手术

对于已经广泛转移，甚至侵犯到大血管的胰腺癌晚期患者，这时要完全切除癌肿已经是不切实际的，只能做部分切除，以解除胆道、消化道梗阻，减轻黄疸，改善胃肠功能、营养吸收，或解除胰腺癌对腹膜后神经的侵犯，减轻疼痛，从而提高患者的生存质量，延长患者的生存时间。

（1）出现黄疸。胰头癌最主要的症状就是黄疸。由于胰腺癌压迫或侵犯胆道造成梗阻，胆汁不能正常流入十二指肠，就会造成黄疸。如同泄洪渠堵塞，要化堵为疏，所以梗阻性黄疸最重要的解决方法就是解除梗阻。

对于晚期患者而言，外科手术解除胆管梗阻，主要采用姑息的胆肠吻合术。

使用微创手术进行治疗，如逆行胰胆管造影（ERCP）是一种不需要行开腹手术的退黄技术。胰胆管造影术可通过十二指肠镜

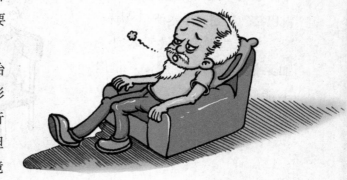

经导丝向梗阻部位送入支架或套管使胆汁能够正常流入十二指肠。此外，还可以做经皮肝穿刺胆管引流术（PTCD）。PTCD 是指用穿刺针穿到肝脏到达扩张的胆管，在梗阻以上的部位将胆汁引到体外。在导丝能够通过梗阻部位到达十二指肠时，就可以通过导丝装入胆管支架，从而使胆道重新开放。

（2）出现消化道梗阻。当胰腺癌形成的肿块较大时，会压迫胃、十二指肠、空肠近段等，导致消化道梗阻，出现恶心、呕吐等消化道症状。此时，患者由于不能进食，进而导致营养功能障碍，将加速衰竭和死亡。

所以对于可进行根治性手术的患者，使用根治性手术治疗是首选的方法。对于无法进行根治性手术的患者，可以使用胃肠吻合等姑息性手术。当患者身体状况不能耐受手术时，则使用鼻胃营养管来进行营养支持治疗，同时配合静脉营养，达到维持身体正常机能需求的目的，为其他的治疗手段创造机会。

### 9. 术后康复护理

与前面提到的严重并发症相比，下面的症状相对较轻，但发生率高。这些症状较轻的并发症，往往可以通过中医进行治疗，从而促进患者早日康复。

（1）手术后尿潴留。绝大多数患者拔除导尿管后可自行解小便，但也有少数患者拔了导尿管后不能解小便，引起这种现象的原因可能是多样的，包括患者不习惯于床上排尿、留置导尿管后导致尿道黏膜炎性水肿、长期留置导尿管致使排尿反射敏感度降低等，通常是暂时性的，不需做处理。

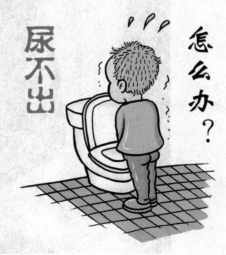

（2）手术后胃肠功能障碍。手术

后患者因麻醉或者肠道手术的影响，可能出现肛门不能排气、拔尿管后不能排尿等情况。以下几个方法可以促进肠蠕动恢复。

第一，中医汤药。在常规禁食、抗炎补液治疗下，在鼓励早期下床活动的基础上加用中药治疗，如四磨汤。四磨汤出自《济生方》，由枳壳、槟榔、木香、乌药四味组成，木香对小肠平滑肌有解痉作用，枳壳可以增加胃肠平滑肌张力和运动功能，促进肠蠕动。口服少量该药液后，可通过神经和内分泌反馈机制刺激肠功能的恢复，使肠鸣音恢复和排气时间提早，且该药为成品，使用方便，口感芳香、微甜，易被患者接受。

第二，穴位按摩。中医最为人所称道的一点就是穴位的应用。手术后8小时就可以进行穴位按摩，可以有效改善胃肠道功能。下面介绍一些常用穴位：

第一个穴位就是我们最熟悉的足三里穴。这个穴位是"万金油"，有通调百病的效果，尤其是肠胃方面的问题。中医有句口诀叫"肚腹三里留"。可见，凡是治疗肚腹、肠胃上的问题，这个穴位是首选。

足三里穴的取穴方法很简单：先找到膝关节上面那块圆形的籽骨，在它的正下面内外各有一个凹陷点，这便是内外膝眼。从外膝眼处垂直向下量四个横指，再在胫骨旁取一个中指的宽度的交点，以拇指寻按，酸胀感最明显的点便是足三里了。

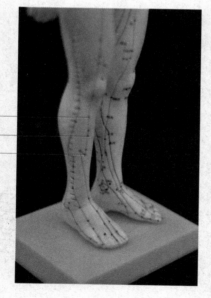

足三里
上巨虚
下巨虚

临床医学发现，刺激足三里可以直接引起胃的变化，使痉挛的胃体舒张，或使处于放松状态的胃体收紧。由此可见，足三里有两个特点：一是双向调节，二是应急。胃痛的时候，马上拿一根筷子持续点按此穴，可快速止痛。

第二个穴位是排泄专家——上巨虚穴。找到了足三里，上巨虚穴就好找了。足三里垂直向下四个手指的位置就是治大肠方面问题的"专家"——上巨虚穴。它是大肠经的下合穴，专门治疗腹痛、腹泻、便秘、消化不良等因大肠的毛病引起的问题。

第三个穴位是吸收专家——下巨虚穴。下巨虚穴在上巨虚穴再垂直向下四个横指的位置。它是小肠经的下合穴，主治吸收不良、肠炎、小腹疼痛等小肠方面的问题。

第三，中药外敷。除了穴位按摩，还可以用中药做成药包外敷，其中一味中药是小茴香。它气味芳香，可刺激肠壁，促进肠蠕动加快，而热敷不仅有利于药物渗透至肠腔，还可刺激局部体表毛细血管，改善微循环和营养供应，从而促进排气，减轻腹胀，巩固治疗效果。

具体操作：取小茴香300克，用布袋包裹，施少量水用微波炉加热，放在肚脐上热敷（温度以不烫为准）。要注意避开手术伤口，使布袋紧贴腹部皮肤，在肚脐周围的腹壁上按压滚动，反复使用。

第四，红外线理疗。在手术后24小时采用，用红外线理疗器进行腹部照射，每天3次，照射时间以30分钟为宜。如腹部不适时，亦可采取背部照射。红外线的穿透性和致热性可加快胃肠血液循环，刺激肠蠕动。

胃肠功能的恢复是腹部术后患者必经的一个过程，尽早恢复肠蠕动是患者术后康复的重要环节。在临床上充分发挥中西医护理各自特点，各取所长，再有机地结合应用。肠蠕动功能尽早恢复，可减轻手术后腹部胀痛，提前进食进水，以及预防肠粘连和减少并发症的发生，提高患者的自我护理能力并调动个人的主观能动性，从而使患者从心理和生理上得到早日康复。

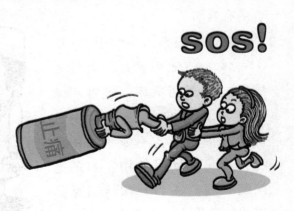

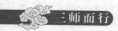 

## 10. 手术后镇痛

麻醉过后的疼痛是大部分患者最担心的事情。然而伤口疼痛是人体应激反应的重要表现，是一种正常的生理活动。疼痛最明显的是手术后48小时内，之后会渐渐缓解。

解除或减轻疼痛最有效的方法是使用镇痛泵，有静脉镇痛泵和硬膜外腔镇痛泵两种类型。应用这两种镇痛泵可以有效、平稳地减轻疼痛。但有个别患者使用后会出现头晕、恶心，抑制肠蠕动，延长肛门排气时间等不良反应。

# （三）放射治疗

放射治疗简称放疗，包括术前放疗、术中放疗、术后辅助放疗以及姑息性放疗。

放疗包括常规放疗、三维适形放疗、调强放疗三类。

## 1. 放疗能不能治疗胰腺癌

近年的大量研究表明，放疗、化疗联合治疗可以提高胰腺癌的疗效，明显延长患者的生命期。放疗主要适用于术后辅助治疗和晚期无法切除肿瘤者的局部治疗。单纯放疗的有效率低于化疗与放疗相结合的有效率。

放疗一般在以下情况使用：①手术之前使用，目的是缩小癌肿，提高切除率。②在手术后使用，用来摧毁手术中残余的癌细胞。③不能手术的患者，与化疗同时使用，目的是控制肿瘤。④当肿瘤压迫神经或转移到骨头引起疼痛时，对该

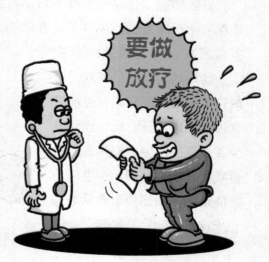

要做放疗

部位放疗可以减轻疼痛的症状。

放疗通常是一周 5 天，持续几个星期。每次治疗过程只需要几分钟，而且放疗过程没有任何痛苦。

放疗的副作用主要是对肿瘤附近的组织造成伤害。但是，多数的副作用只是暂时的，所以患者不必太过担心。

### 2. 哪些胰腺癌患者适合放疗

并非所有的胰腺癌患者都需要放疗，哪些胰腺癌患者需要放疗呢？以下四种胰腺癌患者适宜放疗。

（1）局部晚期无法手术或手术切除难度大的胰腺癌患者。适当的术前放疗与化疗的结合有可能缩小肿瘤，提高切除率。术前放疗常使用三维适形放疗或调强放疗。

（2）术中探查无法切除肿瘤或切缘不净和姑息性切除的患者，宜采用术中放疗的方法。

（3）局部肿瘤已属较晚期，肿瘤侵犯邻近血管及重要器官，有淋巴结转移或切缘不净的患者，宜采用术后辅助放疗与化疗结合的方法。术后辅助放疗采用外照射形式，包括三维适形放疗和调强放疗等。

（4）无法手术的局限性胰腺癌患者。没有远处转移时可以选择同步放疗，放疗方式基本与术后辅助放疗一致。

### 3. 什么是术前放疗或术前同步放疗、化疗

对局部晚期或部位特殊的肿瘤，尽管能够手术切除，但往往手术切缘离肿瘤的安全距离不够或组织缺损大，严重影响患者美观及重要功能。这时利用放疗能够使肿瘤缩小甚至根治。先使用放疗或同步放疗、化疗，缩小肿瘤，能提高手术切除率。

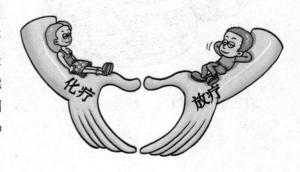

放疗、化疗还能降低肿瘤细胞活性，减少手术中肿瘤细胞种植的概率，提高生存率，提高器官功能的保全概率。

胰腺癌的术前放疗，需要在病理确诊并明确没有远处转移后进行。只要患者一般情况较好，没有肝肾功能异常，即可尽早开始。可选择三维适形放疗或调强放疗，放疗同时需要综合化疗。

### 4. 为什么要进行放疗或同步放疗、化疗

目前医学研究发现，不能手术的胰腺癌患者如果仅进行对症治疗，中位生存时间只有 4～6 个月，然而同步放疗、化疗可以将他们的生存时间延长半年至 12 个月。并且同步放疗、化疗可以使 1/3 的患者从不能手术转化为可以手术，获得与可手术切除胰腺癌患者同等的生存时间。

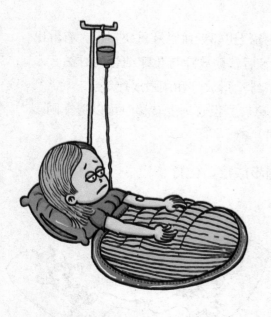

此外，胰腺癌术后辅助同步放疗、化疗有可能提高局部控制率，使局部复发风险由 50%～75% 降至 20%～40%，并有可能提高生存率，可有效缓解 60%～80% 的胰腺癌患者的腹背部疼痛、厌食、乏力等症状。

对于胰腺癌，单纯的放疗效果比较差，结合化疗后，可达到"1+1＞2"的效果。与放疗结合的同步化疗方案包括氟尿嘧啶及其类似物（如卡培他滨、替吉奥等）、吉西他滨或这几个药物的联合方案。具体哪种组合是最佳的，目前没有定论。患者要根据自己的实际情况，结合医生建议，做出判断和选择。

### 5. 如果胰腺癌复发还可以做放疗吗

胰腺癌治疗后复发，如果先前没有接受过放疗（包括粒子植入、X 刀、γ 刀、外照射等），复发病变仍较局限，没有多发转移的患者，只要身体状况允许，均可接受肿瘤局部同步放疗、化疗。

但如果先前已接受足量放疗，病变位于放疗范围内，就难以接受再次放疗，因为同一部位再次接受放疗会增加肠道损伤的风险。

### 6. 放疗常见的不良反应

放疗常见的毒性反应有放射性皮炎、消化道反应和骨髓抑制等，毒性反应的严重程度与放疗的总剂量有关。在治疗过程中患者应密切观察，必要时医生会调整放疗剂量，同时加强支持治疗和对症治疗，以便顺利地完成预定的治疗计划，从而达到良好的治疗效果。

（1）放射性皮炎。在胰腺癌放疗后会出现皮肤损伤，这是由于射线由体表穿入导致。临床表现包括急性反应和慢性反应。急性反应的潜伏期因放射线的剂量和各人耐受性不同而长短不定，为 8 ～ 20 天。程度可分 I°～Ⅲ°。

慢性反应常出现于放疗后数月或数年。表现为表皮萎缩变薄，浅表毛细血管扩张，有时有色素沉着、脱屑、皮肤瘙痒。甚至皮下组织纤维化，呈板样坚硬。

放射性皮炎属于局部反应，但护理不当可能合并感染，导致红肿发热等。出现严重皮疹者需要及时向医生求助。

（2）虚弱与疲劳。放疗期间，人体消耗了大量的能量来进行自我康复。疾病带来的压力、每天往返治疗以及放射对正常细胞的影响都会造成疲劳。大多数人在放疗进行几个星期后会感到疲倦，而且随着放疗的持续，疲劳感持续增强。

放疗结束后，虚弱和疲劳会慢慢消失。放疗期间，患者应少做事。如果在治疗过程中患者感到疲劳，那么在空闲时就要少活动、多休息。晚上早睡觉，白天也适当地休息。家务事、工作等各个方面的事情可以尽量交给信任的人，自己专心休息，以求尽快恢复。

（3）消化道反应。在接受放疗的过程中，患者可能会出现食欲下

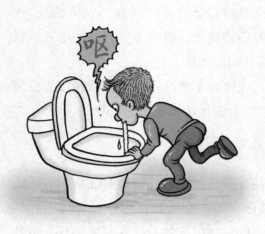

降、恶心、呕吐、腹痛、腹泻或便秘等消化道不良反应。保持良好的情绪，吃清淡、易消化的食物，根据体力适度活动，可以减轻上述反应。若症状仍旧明显，还需要使用止吐、止泻或通便的药物进行治疗。

（4）骨髓抑制。在接受放疗1～2周时，患者常出现骨髓抑制（曾经接受化疗或对放疗敏感的患者可能出现较早），主要为白细胞数下降和血小板减少。因此，在放疗期间患者要定期接受血象检查。主管医生会根据患者骨髓抑制的程度，予以合适的药物治疗。

（5）其他毒性反应。胰腺癌患者在接受放疗过程中，也可能出现其他毒性反应，如肝功能损伤、放射性脊髓炎、全身衰竭等。如有不适，患者要及时向医生反映，以及时处理。

## 7. 放疗并发症，中医来帮忙

肿瘤放疗的原则是在正常组织能够耐受的条件下，最大限度地杀灭肿瘤细胞。急性放射反应所引起的全身反应主要表现为疲劳、头晕、失眠、食欲下降、恶心、呕吐、白细胞数下降和血小板减少。

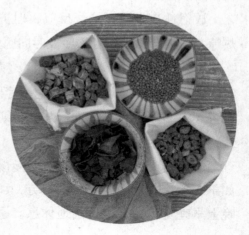

全身反应多在胸腹部照射时比较明显，全身反应的发生率比较低，大多只是出现轻微反应，对

放射治疗无影响。可对症处理，加强营养，给高热量、高蛋白、高维生素饮食，或给予维生素类药物、升白细胞的药物和提高免疫功能的药物。

中医肿瘤专家认为，放疗引起的放射病，是因为放射线损伤了人体阴液，应将中医养阴保津原则贯穿于肿瘤放射病治疗过程始终，根据病位不同，辛凉宣肺、滋养胃阴、增液润肠、滋补肾阴等。

（1）放射性胃炎。胰腺癌的放疗中，胃不可避免地接受一定量的照射。放射性胃炎是上腹部接受放疗后引起的并发症。尽管三维适形放疗已经成为发展的趋势，能尽量减少照射剂量，但胃仍不能被完全排除在照射范围之外。放射性胃炎多在放疗 2～3 周后出现，常表现为胃酸分泌抑制、食少、呕吐、腹泻，甚至还有溃疡、穿孔、狭窄、梗阻等严重并发症。中医认为放射线会损伤胃的腺体，导致胃出现阴虚损征象。所以中医一般通过滋养胃阴来治疗，患者可以使用沙参、麦冬、石斛等煲汤或代茶饮用。

中医辨证治疗：当放疗后出现胃脘隐隐灼痛、咽干口燥、心烦睡不好、大便干结、手足心热、舌红或有裂纹、苔少、脉细弦等症状时，属于胃阴亏虚，治疗上应该滋养胃阴，可以使用太子参、麦冬、石斛等益气养阴。

当放疗后出现胃失和降，表现为胃脘、胁肋胀满疼痛，嗳气、呃逆、吞酸，情绪抑郁，不欲食，苔薄黄，脉弦等症候。中医治疗上予理气和胃的药物，如莱菔子、佛手、葛根、黄芩等。

如果放疗后出现胃脘部灼热疼痛，口干明显，伴有口舌生疮、牙龈出血等不适，可予以清热养阴治疗，可用竹茹、生地等。

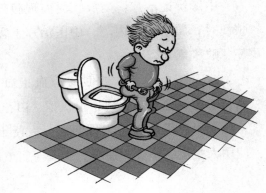

（2）放射性肠炎。放射性肠炎是胰腺癌在经过放射治

疗后引起的肠道并发症，可分别累及小肠、结肠和直肠，故又称为放射性小肠炎、放射性直肠炎、放射性结肠炎。根据肠道遭受辐射剂量的大小、时间的长短、发病的缓急，一般将放射病分为急性和慢性两种。又根据射线来源放置的体内外位置的不同，将其分为外照射放射病和内照射放射病。

放射性肠炎早期，肠黏膜细胞更新受到抑制，之后小动脉壁肿胀、

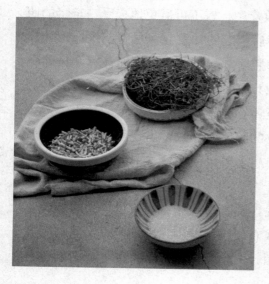

闭塞，引起肠壁缺血，黏膜糜烂。在晚期，肠壁引起纤维化，肠腔狭窄或穿孔，腹腔内形成脓肿、瘘道和肠粘连等。

中医认为放射性肠炎是因为射线灼伤肠道血络，初期以实证为主，日久则脾虚中阳不举。如有便血，还会出现血虚的症状，最终导致脾肾双亏。

针对放射性肠炎，我们可以通过清热解毒利湿、理气健脾或者健脾益肾、固摄肾气等方法来治疗。此外，我们还可以通过外治法，如用中药煎剂保留灌肠。临床可选用清肠解毒、收敛止血的中药，如肿节风、蜈蚣、紫草、甘草、豨莶草、五倍子等。

中医辨证治疗：当放疗后出现腹部隐痛或绞痛，肠鸣，泄泻黏液有脓便时，属于湿热内蕴，中医治疗上需要清热利湿，可以使用葛根、黄芩、败酱草等。

或有脓血便者，此时应凉血止血，如使用侧柏叶、败酱草、白头翁、槐花、地榆、生地、土茯苓、白花蛇舌草、黄芩等。

如果患者放疗后出现便秘，大便干结难排，属于腹气不通者，需要使用大腹皮、枳壳、厚朴、木香等行气通便的药物治疗。

# （四）化疗

## 1. 胰腺癌化疗有效吗

胰腺癌手术切除率较低，术后 5 年生存率不高，而且就诊时胰腺癌患者多有肿瘤全身扩散的情况，所以化疗是综合治疗中非常重要的一环。

## 2. 什么情况需要化疗

化疗可用于胰腺癌的各个分期和阶段。例如早期胰腺癌手术后的常规辅助化疗，可以进一步杀灭已经进入血液的微量肿瘤细胞和可能潜在转移到其他器官的微小转移灶，这种治疗称为术后辅助治疗。

对于发现时肿瘤较大无法切除或者难以切除的患者，可以通过术前化疗使肿瘤缩小，以创造手术切除的机会，此治疗又称为新辅助化疗。

对于术后复发和转移的胰腺癌患者，或者发现时已无法手术的患者，可以通过全身化疗达到控制肿瘤生长、延长生存期、改善生活质量的目的。

此外，化疗还可以与放疗同时使用，起到增强放疗效果的作用，医学界称之为放疗增敏。

## 3. 胰腺癌有哪些常用的化疗药

吉西他滨是一种抗代谢类化疗药，是国内外公认的胰腺癌治疗首选化疗药物，其他的有效药物还包括氟尿嘧啶（5-FU）类药物（包括卡培他滨、替吉奥等）。

细胞杀伤类药物包括顺铂、伊立替康和奥沙利铂等药物。最近研究表明，新型的白蛋白结合型紫杉醇与吉西他滨联用，显示出对晚期胰腺癌有较好的疗效，该药已经在《美国国家综合癌症网络（NCCN）临床实践指南——胰腺癌》中推荐使用。

上述药物可以单独使用，也可以联合使用。化疗药物的使用必须依据临床指南固定的用法、用量，一般不做随意的调整。患者必须在有经验的医生的指导下使用，切不可擅自使用。

化疗在以下情况下进行。

（1）当外科手术和放疗都不再适用的时候。

（2）在手术后与放疗同时使用，以摧毁残留在体内的癌细胞。

（3）在手术后使用，可降低癌症复发的风险。

（4）手术前使用，提高手术切除率。

### 4. 化疗有哪些毒副作用

是药三分毒！化疗药物同样存在各种副作用，主要包括：恶心、呕吐、贫血、疲倦、抵抗力弱、口腔溃疡、腹泻、发热、头痛或者肌肉疼痛、没有胃口、毛发脱落、虚弱等。

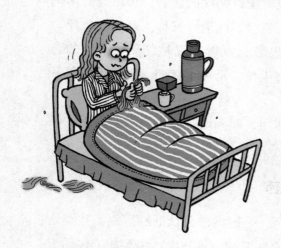

口腔溃疡是化疗常见的副作用，常见于使用氟尿嘧啶类药物，多出现在长时间大量使用此类药物时。所以患者首先要注意口腔卫生，可用漱口水含漱，每天 5～6 次，避免用力刷牙，避辛辣刺激性食物，多食蔬菜水果，补充维生素。如果出现严重的口腔溃疡，医生会给予一些药物漱口或者外擦。

化疗后还可能出现骨髓抑制。表现为白细胞、红细胞、血小板下降。因此在化疗结束后，患者要每 3～5 天复查血分析，及时发现骨髓抑制现象。当出现 I°～II° 骨髓抑制时，仅需要密切观察；当出现 III°～IV° 骨髓抑制时，则需要对症治疗。

总而言之，患者在接受化疗时可能没有任何副作用，也可能只出现一部分副作用。当然，很多副作用只是暂时的，而且有相应的预防和治疗方法，患者不必过于担忧。

### 5. 化疗引起的消化道反应，中医来帮忙

化疗引起的胃肠道不良反应和肝功能损害，包括胆红素、转氨酶、碱性磷酸酶升高及口腔溃疡、恶心、呕吐、腹泻等。同时，患者因为化疗期间卧床多，活动少，故易生内湿，脾虚湿邪乘虚而入，内外湿合而困脾，致脾胃运化失职。所以治疗应以和胃降逆、消食导滞、健脾调中为主。当出现化疗引起的消化道反应时，可参考使用一些中药食材。

（1）如果患者出现呕吐吞酸，嗳气频作，胸胁满痛，烦闷不舒，每遇情志刺激则呕吐吞酸更甚，中医认为这是肝气犯胃，需要疏肝理气、和胃降逆。中医处方中常常选用柴胡、苏叶、生姜等。患者家属可以使用紫苏、生姜等来做饭菜配料。

（2）如果患者呕吐物像口水一样，时常胸口胃脘痞闷，胃口差，头眩心悸，或呕而肠鸣有声，舌苔白腻，中医认为是痰饮内阻，治疗就要使用温热的药物来温化痰饮、降逆止呕。中药方中可使用半夏、陈皮等来化痰。患者可考虑含服陈皮或者用陈皮泡水喝。

（3）如果患者饮食稍多即欲呕吐，胃口不佳，即使吃点东西也无法消化，就像堵在胸口，食不下咽，同时面色没有光泽，经常倦怠乏力，大便溏，舌质淡，苔薄白，脉细弱，这是脾胃虚弱的表现，治疗上就需要健脾和胃、降逆止呕。用药时常使用党参、茯苓、白术、木香、砂仁等药物。

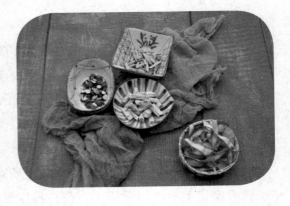

（4）如果患者呕吐反复发作但是量不多，或时作呕吐，恶心，口干咽燥，饥不思食，胃脘部有嘈杂感，舌红，苔少或无苔，脉细，这属于胃阴不足。治疗上应滋阴润燥、降逆止呕。中医常使用麦门冬、

人参、甘草、大枣、玉竹、花粉等药物。患者亦可以使用沙参、麦冬、玉竹等煲汤或泡茶饮用。

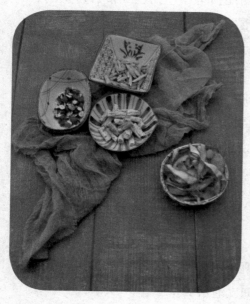

如果化疗期间已经是食难下咽，喝中药反而加重了恶心呕吐等不良反应，这时可以选择针灸疗法。针灸治疗多从调理脾胃入手。常取穴位为足三里、内关、三阴交等。

足三里穴为足阳明胃经要穴，胃下合穴，可调理脾胃、培元固本、通经活络。

内关穴为手厥阴心包经之络穴，能利膈降逆，通降三焦逆气，主治胃痛、呕吐、呃逆等胃腑病变。

三阴交为脾经要穴，是脾、肾、肝经三经交汇之穴，具有补益肝、脾、肾之效。

还可使用药物穴位注射，如用甲氧氯普胺、地塞米松等西药注入足三里、内关等穴位，从而达到"1+1 > 2"的效果。

灸法可温通经络，行气活血。正所谓"针所不为，灸之所宜"，对于化疗后虚寒证腹泻，可通过灸百会、足三里、中脘等穴以提高免疫力，促进胃肠功能恢复。

《灵枢·口问》曰："耳为宗脉之所聚。"根据全息理论，耳与全身经脉有密切关系，可采用王不留行籽压耳穴法治疗化疗所引起的呕吐。一般取肾上腺以益肾补虚；胃、口和膈三个穴位调中焦、和脾胃、理气降逆；神门、脑，以镇静安神、醒脑定志。

当医生或护士帮患者贴好耳穴后，患者或家属应该反复按压，通过增强对穴位的刺激提高疗效。

### 6. 中医药防治放疗、化疗引起的骨髓抑制

放疗、化疗有时会抑制骨髓的造血功能，导致外周血象降低，面色少华，头晕眼花，少气乏力，心悸多梦，舌淡苔白，脉象细弱等症候，当属中医脾肾亏损，气血两虚证，治以补益脾肾，益气养血法，有利于促进骨髓造血功能的恢复。

要据气血亏虚的程度来辨证用药。

（1）如果气虚严重的，表现为四肢倦怠，气短懒言，就要使用党参、黄芪等大补元气。

（2）如果不思饮食，食后脘腹胀满，嗳气不舒，或时吐清水痰涎，肠鸣便溏的，就属于脾胃虚弱，需要养脾胃补血，药用党参、白术、茯苓、薏苡仁、陈皮、鸡血藤等。

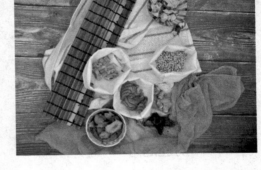

（3）如果血虚严重的，表现为面色萎黄或苍白，心悸，就要使用当归、熟地、首乌补血。

（4）如果出现口燥咽干、肌肤干燥、尿少、大便秘结的症状，考虑阴虚为主，需要生津润燥，药用人参、麦冬、五味子、黄精、生地、石斛等。

### 7. 中医药对化疗药物引起的神经毒性的防治

化疗药物引起的神经毒性是临床常见的药物剂量限制性不良反应。严重的神经毒性反应常常使患者面临必须减少化疗药物剂量甚至停药的困境，这对患者的心理、生理和生活质量都可能产生损害。化疗药物引起的神经毒性主要包括中枢神经系统毒性、外周神经系统毒性和感受器毒性三个方面。其中外周神经系统毒性包括末梢神经、颅神经和自主神经的损害。感受器毒性表现为视觉系统、听觉和平衡觉系统、嗅觉系

统、味觉系统的毒性。

神经毒性主要表现为不同程度的肢体麻木，面部、口周、指端感觉过敏，遇寒则甚、温之则缓解的特点，可归为中医学里的"痹症""不仁""痿证"范畴。

化疗药物可伤及人体的正气，造成气血亏虚，元阳亏损，温煦不足，推动无力，可致瘀血阻络，不通则痛；气血无法到达四末，肌肉筋脉失于濡养，故不荣则痛。所以神经毒性的危害主要是气血亏虚、气滞寒凝、瘀血阻络。

中医药外洗疗法是一个简单而无创伤的治疗手段，由医生辨证开处方，煎成汤药后用来泡洗四肢，达到活血化瘀、祛风通络的作用。此法的优点在于操作简单，在家里都可以自行操作。

中医源远流长，历史悠久。中医药除了能防治神经毒性，还能增强放化疗效果，减少身体的耐药反应。研究发现，大部分中药对肿瘤的细胞毒作用较弱，其增强放疗、化疗效果的机制可能在于增强患者的免疫功能。

## （五）姑息治疗

### 1. 对症治疗

（1）胰腺癌最容易出现的两个不适症状及解决方法。

①黄疸。患者可能出现眼睛和皮肤变黄、皮肤瘙痒等症状，进行性加重时可能出现消化力减弱、食欲不振、体重下降等更严重的表现。只要让胆汁排泄通畅，黄疸即可以缓解。缓解的方法是通过经皮肝穿刺胆道引流术（PTCD）或者内窥镜逆行造影（ERCP）植入胆道支架来使胆道恢复通畅。

②疼痛。疼痛是因为胰腺癌引起的包膜膨胀，或者肿瘤压迫或侵犯神经引起的。主要部位在腹部的中间和背部下方。一般使用阿片类药物才能控制疼痛，如吗啡、羟考酮、芬太尼等。如果为神经性疼痛，常常加用卡马西平等药物来协同止痛。

（2）与癌抗争是一场"拉锯战"，患者及家属在这场抗争中要注意的事情，主要有以下三点。

①改善营养不良。患者家属应注意对患者的营养补充，关注患者每日的进食、饮水量以及尿量，注意观察食欲、精神、皮肤等，如有异常应及时报告医生，便于医生及时发现和纠正肝、肾功能不全和水、电解质水平紊乱。这时，专家可以建议患者采取中医药治疗，考虑健脾益气、养阴利水等方法，针对患者辨证论治，从而达到最佳疗效。

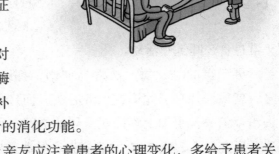

②纠正胰腺功能不全。对于不能产生和分泌足够消化酶的胰腺癌患者，医生会及时补充胰酶等消化酶，以改善患者的消化功能。

③心理支持。患者家属及亲友应注意患者的心理变化，多给予患者关爱和支持，多渠道地开导和启发患者，减轻或消除患者存在的不良心理反应，增强患者战胜疾病的信心，使患者调整情绪，主动配合治疗，最大限度地改善治疗效果。

## 2. 面对癌痛，无须一忍再忍

古代有关公刮骨疗毒，因一声不吭，痛而不言，一直被认为是勇敢的表现。那么，怕痛就是懦弱的表现吗？在传统观念中，吗啡就等于毒品，使用吗啡就被人认为是吸毒了。在这种错误观念的影响下，因为害怕别人异样的眼光，怕自己会上瘾，患者惧怕使用止痛药物，从而使止痛的治疗难度加大。

（1）癌痛的危害。癌痛最显著的危害，就是严重影响患者心理。癌痛是种类最多、类型最全、机制最复杂的一类疼痛，严重伤害患者的身心健康。

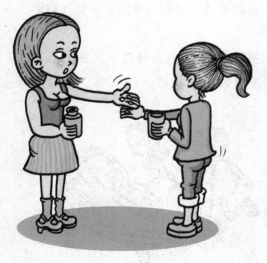

一般在癌瘤早期或较早期，患者无明显疼痛感觉。随着癌瘤生长、扩散，压迫周围神经等组织，会逐渐产生疼痛感，但此时疼痛往往相对集中和单一。随着病情加重，癌瘤向骨骼、神经及内脏等组织扩散、转移，晚期患者往往难以说清疼痛的具体位置和程度，只是感觉疼痛难忍，而且是成片甚至全身疼痛，有时连喘气、翻身都会带来难忍的暴痛。不少患者因此无法正常进食、睡觉和活动。

更严重的是，每一次疼痛加剧，都给患者带来病情加重的不良信号，就像一片乌云笼罩在患者心头，而且阴霾不断变大，最终使患者失去治疗信心。再加上疼痛对身体的折磨，很多患者会产生严重的心理疾患。研究显示，近25%的癌痛患者有严重抑郁症，其中很多人曾数次寻求自杀。所以，癌痛最可怕的地方不单是生理上的折磨，还在于心理上对患者的压迫。

由于癌痛严重影响了患者心理和生理功能，这对饱受肿瘤侵害、身心俱疲的患者无疑是雪上加霜，进一步降低其身体机能和抗病能力，并使手术、放疗、化疗等治疗效果大打折扣。

所以肿瘤科专家认为，癌痛治疗越早越好，最好与肿瘤治疗同步进行。根据国外经验，肿瘤患者在确诊之初，就应该有疼痛科医生对其疼痛等级、身体机能、心理状态等进行全面评估，根据评估情况确定其是否需要镇痛治疗，并密切随访、观察，对癌痛随时干预。

（2）癌性疼痛的西医治疗。胰腺癌引起疼痛的部位多处于左侧腰背部和左上腹部，疼痛程度多半是很剧烈的。

第一，癌性疼痛的药物治疗原则。

●尽量口服给药，便于长期用药，可以减少依赖性和成瘾性。

●有规律按时给药，而不是出现疼痛时再给药。

●根据 WHO 推荐的癌性疼痛"三阶梯疗法"给药。

●用药应该个体化，结合患者的具体情况具体分析。

●注意使用抗焦虑、抗抑郁和激素等辅助药物，可提高镇痛治疗效果。

第二，癌性疼痛的治疗手段。主要包括传统的"三阶梯疗法"和近年兴起的微创介入治疗。"三阶梯疗法"（见下图）是 1982 年世界卫生组织提出的，简言之，就是由医生对癌痛性质和原因做出正确评估后，根据疼痛程度把疼痛分为轻、中、重三个等级，并根据不同等级选择不同药物。

数据显示，"三阶梯疗法"有效率高达 70% ~ 90%。但是在实际临床工作中，不少癌痛患者尤其是晚期癌痛患者，单靠"三阶梯疗法"不能达到满意效果，这时患者可考虑微创介入治疗，双管齐下。

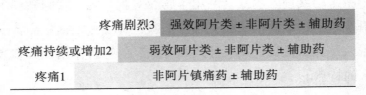

| 疼痛剧烈3 | 强效阿片类 ± 非阿片类 ± 辅助药 |
| 疼痛持续或增加2 | 弱效阿片类 ± 非阿片类 ± 辅助药 |
| 疼痛1 | 非阿片镇痛药 ± 辅助药 |

**"三阶梯疗法"图**

目前，针对癌痛治疗应用较多的介入技术主要包括神经阻滞术、射频消融术、经皮椎体成形术、局部瘤体注射术等，大多数晚期癌痛患者经介入治疗和必要的药物治疗，可获得良好效果。

（3）癌性疼痛的中医治疗。癌性疼痛是恶性肿瘤常见的临床症状之一，特别是对中、晚期肿瘤患者来说，癌痛不仅造成患者躯体上的痛苦，也使他们承受相当大的精神负担，大大降低了肿瘤患者的生活质量。现在，癌性疼痛的治疗已被世界卫生组织列为癌症研究的四大重点

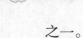

之一。

我们的国粹——中医博大精深，源远流长，中医外治药物在癌性疼痛的治疗中发挥了独特的作用，它透皮吸收好，见效快，无消化道不良反应，为晚期癌痛患者提供了一条新的治疗途径。除了中医外治药，中医的针灸、按摩对癌痛治疗也有缓解作用。

第一，双柏散外敷治疗癌性疼痛。双柏散具有活血化瘀、散结止痛之功，因此在癌性疼痛中得到了广泛应用。胰腺癌伴疼痛者，每日使用双柏散外敷痛处，可以缓解疼痛不适的症状。对于轻度疼痛者，可单纯使用双柏散外敷；对于中重度疼痛者，使用双柏散联合其他止痛药物，可以起到增效的作用，同时减少不良反应。

第二，针刺治疗癌性疼痛。针刺具有疏通经络、行气活血之功效。根据不同的疼痛部位，不同的疼痛程度，选择不同的穴位和操作手法，可明显缓解患者的疼痛症状，进一步改善患者的生活质量，提高其生活自理能力。针刺疗效确切，无不良反应，患者易于接受，是值得推广的治疗方法。

第三，穴位埋线治疗癌性疼痛。穴位埋线法是针刺留针法的一种创新形式：将羊肠线埋入腧穴，利用羊肠线对腧穴的持续刺激作用，激发经气、调和气血，以防治疾病。临床上穴位埋线法根据病症特点，辨证论治，取穴配方，发挥针刺、经穴和"线"的综合作用，有刺激性强、疗效持久的特点。

## （六）中医药治疗

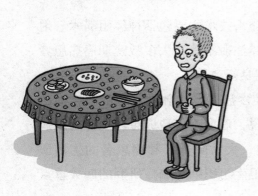

古代虽然没有胰腺的名称，但在相关的文献中有类似的记载。历代医家对胰腺癌的描述，总结出病因是"湿热毒聚"，因为胰腺癌的起病和发展特点与湿、热、毒邪的致病特点相符。

然而，胰腺癌发病之根本，与

身体正气虚衰有关。元代朱震亨《活法机要》谓："壮人无积，虚人则有之。脾胃怯弱，气血两衰，四时有感，皆能成积。"明代李中梓《医宗必读·积聚》曰："积之成也，正气不足，而后邪气踞之。"这也就提示了，先有人体正气亏虚，然后在这个基础上出现了痰、湿、瘀、毒，最后导致了胰腺癌的发生。

中医在治疗胰腺癌时强调理气、通下、清热、消导、化痰、散结，不能只攻伐癌瘤，还须扶正祛邪。

中医针对腹痛、腹胀、食欲不振、恶心呕吐等消化系统功能障碍，可以采用中药外敷、针灸等外治的方法进行治疗。对胰腺癌患者采用中药内服加外敷的治疗，可使临床症状得到改善，从而提高临床疗效。

中医药在胰腺癌的治疗中起着积极的作用，已渗入综合治疗中的每一个环节，包括手术、放疗、化疗的治疗过程：术前运用中医药可控制肿瘤的进一步发展，为手术提供机会，提高手术的切除率；术后能增强体质，加速创伤的愈合，以利于术后综合治疗的进行；中医药与手术及放疗、化疗相配合，也能提高疗效，降低其副作用。目前，中西医结合治疗的模式在胰腺癌的治疗中得到广泛的应用。

### 1. 常用抗癌中草药

（1）夏枯草：味苦、辛，性寒。具有清肝火、消郁结等功效。在《神农本草经》中提到："主寒热瘰疬，鼠瘘，头疮，破癥，散瘿，结气，脚肿，湿痹。"经动物实验证明，夏枯草对肿瘤有抑制作用。目前可应用于各种肿瘤，每天用量：6～15克，入煎剂。

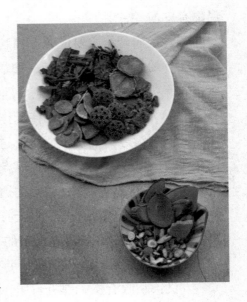

（2）白花蛇舌草：中医认为白花蛇舌草味甘、淡、微苦，性微寒，入心、肝、脾经。具有清热解毒、活

血祛瘀、利水通淋的作用。临床常用于治胃癌、胰腺癌、直肠癌等癌瘤中属热毒瘀阻、水湿内停者。

（3）半枝莲：味辛、微苦，药性微寒。具有清热解毒、活血、利水等功效。现代研究证明本品对动物实验性肿瘤有一定抑制作用。临床中可应用于多种肿瘤，常与白花蛇舌草同用。

（4）莪术：味苦，性温。具有行气破血、消积止痛等功效。现代研究证明本品有抑杀肿瘤细胞和增强免疫力的双重作用，可应用于多种肿瘤。

（5）山慈菇：味甘，有轻微辛味，性偏寒。具有清热解毒、消痈散结等功效。现代研究发现山慈菇具有较强的抗癌活性，可用于多种消化系统肿瘤。

## 2. 中医外治法

（1）中药外敷疗法。

双柏散（广州中医药大学第一附属医院经验方）：具有活血祛瘀、消肿止痛的功效。可用于胰腺癌局部疼痛且辨证不属于虚寒证者。每次100～200克，加适量温水和少量蜂蜜混匀并适当加热后外敷疼痛区域。局部有皮损者忌用。

麝香止痛膏：主要成分有樟脑、薄荷脑、冰片、水杨酸甲酯、桂皮醛、丁香酚、麝香酮等，是一种常用的传统中药膏剂，具有祛风湿、活血止痛等功效。可用于胰腺癌局部疼痛而无皮损者。

（2）针灸疗法。即利用针刺与艾灸进行治疗。针刺依据的是"虚则补之，实则泻之"的辨证原则，进针后通过补、泻、平补平泻等手法的配合运用，以取得人体本身的调节反应。"灸"即艾灸，以火点燃艾炷或艾条，熏烤或烧灼穴位，将热力透入肌肤，以温通气血。针灸就是以这种方式刺激体表穴位，并通过全身经络的传导，来调整气血和脏腑的功能，从而达到"扶正祛邪"的目的。

处方：中脘、日月、梁门、足三里、阳陵泉、梁丘。

方义：胰腺有疾，邻近胃胆，取胃募中脘、胆募日月通调腑气而和胃止痛，加梁门可疏通胃脘局部经气。"合治内腑"，足三里是胃的下合穴，阳陵泉是胆的下合穴，梁丘是胃经郄穴，镇痛止痉，长于治疗急性发作性痛证。

辨证配穴：脾虚痰湿证加灸脾俞、丰隆。湿热蕴结证加内庭、侠溪。气滞湿阻证加三阴交、太冲。阴虚内热证加然谷、内庭。气滞血瘀证加支沟、膈俞。

随症配穴：恶心、呕吐者，加内关、公孙。目黄、身黄、小便发黄者，加三阴交、阴陵泉。大便秘结者，加支沟、天枢。腹水明显加神阙隔生甘遂灸。

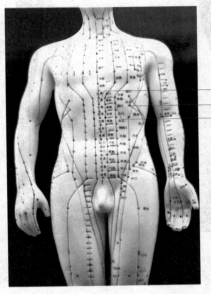

中脘
日月
梁门

操作：毫针刺，补泻兼施。每日 1 次，每次留针 30 分钟，10 次为 1 个疗程。虚证可加灸。痛甚加电针：在体针的基础上，将电针输出电极连接梁丘、足三里、阳陵泉等远端腧穴，连续波，快频率，强电流，持续刺激 20 ～ 30 分钟。

耳针法：皮质下、脑干、胰腺、胃、十二指肠、腹、轮 4 ～ 6 反应点。恶心呕吐加贲门、胃；呃逆加耳中；便秘加大肠、便秘点。毫针刺，中强度刺激，每次留针 30 分钟，间歇运针 2 ～ 3 次，10 次为 1 个疗程。或用揿针埋藏或王不留行籽贴压，每 3 ～ 5 日更换 1 次。

注意：针灸一般要到正规专业的医院进行，患者不可自行尝试。

（3）穴位保健。在中医的世界里，药物治疗只是其中的一部分。其实人体本身就是一个药库，这些药物就是我们的穴位。通过这些简单的穴位的刺激可以达到保健甚至治疗的效果。

①关元——激发内在的真气。关元穴，蕴藏的是人体的元气，也就是先天之本的肾气，这是人与生俱来的，随着时间的推移，它会逐渐减少。而艾灸关元可以刺激肾气的活跃，补充肾气。

取穴方法。脐至耻骨联合上缘为 5 寸（寸指的是同身寸，等于个人食指、中指、无名指和小指并拢，以中指第二横纹为准，4 横指作为 3 寸），关元在脐下 3 寸，即脐与耻骨联合连线的上 3/5 与下 2/5 交点处。

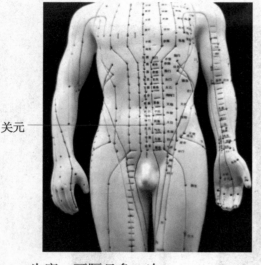

关元

注意：一般人常用的手指比量法，即四指相并为 3 寸的"一夫法"，不适合在躯干部取穴用。

艾灸方法。取穴时仰卧位或坐位。艾条点燃后放于穴位上方，距离皮肤 2～3 厘米处进行熏灸，以局部有温热感而无灼痛为宜，一般每次灸 10～15 分钟，以局部潮红为度。可隔日灸 1 次。

艾灸后会出现口干、小便增多等现象，属正常反应。若口干舌燥现象明显，则要减少艾灸的次数，或灸后喝少许的淡盐水。

适合艾灸关元穴的几种情况。

第一，泌尿、生殖系统疾病。艾灸关元穴可治疗男女生殖、泌尿系统疾病，如遗尿、阳痿、泄泻等病症。肿瘤患者出现腹泻的症状时，可考虑使用。

第二，真阳不足。由于关元穴有补肾阳的作用，因此，凡属肾阳不足、命门火衰所导致的脾阳不振、脾肾阳虚等，都属于本穴的主治范围。如虚寒型小腹痛、真阳不足引发的腰部冷痛等病症。

第三，下肢痛。艾灸关元，有温通下肢和温阳补虚的功效，可治疗风寒湿痹、痹阻经络的下肢痛及痹症。

②气海——集全身之气的"金钟罩"。气就是人体呼吸出入的气息，也就是元气与其他各种气，如宗气、卫气、营气等。海就是海洋，寓意广大深远，无边无际。气海，简单的理解就是气息积聚的海洋。

气海穴在下腹部，前正中线，脐下 1 寸。气海与两肾相连，肾属水，水在身为阴。"孤阴不长，独阳不生"，必须得阴阳相济才能保证身体健康。人们吃饭、呼吸、睡眠，一切动静，无不是在调整人体的水火阴阳。所以，古代的养生家认为，必须让心火下降肾脏，就好像天上的太阳照耀江海。

现代的研究表明，艾灸气海穴能健脾益气，缓解腹部疼痛，同时可以提高免疫能力。胰腺癌患者腹部隐痛，腹胀，伴有疲劳、虚弱乏力或者畏寒肢冷者，可艾灸气海穴改善临床症状。

③足三里——艾灸足三里，胜吃老母鸡。《针灸真髓》曰："三里养先后天之气，灸三里可使元气不衰，故称长寿之灸。"所以足三里是最常用的保健穴位。

足三里作为"足阳明胃经"的主要穴位之一，是一个强壮身心的大穴。传统中医认为，按摩足三里有调节机体免疫力、增强抗病能力、调理脾胃、补中益气、扶正祛邪的作用。主治腹痛、呕吐、腹胀、肠鸣、消化不良、泄泻、便秘、痢疾、疳积。此穴主治甚广，为强身健体要穴之一，能调节改善机体免疫功能，有防病治病的作用。

肿瘤患者大多因为先有身体亏虚，不良因素持续作用而致病。足三里作为补后天之本的重要穴位，经常按摩或艾灸可以提高人体的免疫力，改善体质，达到防癌抗癌的目的。

④"以痛为输"，激活自调机能。"以痛为输"是《黄帝内经》的话，就是痛的部位为敏感点，需要刺激它。"输"是运输的意思，刺激这个地方，有输运气血的作用。

那这个地方为什么痛？中医有句古话，"痛则不通，通则不痛。"哪个地方痛，就是气血不通畅，气血循行不畅快了。我们通过揉按、刮拭、拔罐等方式刺激这个地方，气血运行就通达畅快，自然也就不痛了。

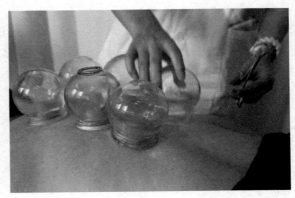

唐代药王孙思邈把这样的敏感点叫"阿是穴"。之所以叫"阿是穴"，是因为这类穴位没有固定名称，没有固定位置，后来也叫"不定穴"或"天应穴"。我们找到了这个阿是穴后，范围小的，用指尖揉，此时注意一定要剪短指甲，不要用指甲去掐，以免掐破皮肤；范围大的，可用小鱼际、大鱼际、掌根来揉；局部肌肉十分丰厚、疼痛在深层的，还可以用肘按甚至膝关节按揉。此法操作简便，可以自己给自己揉。

# 厨师篇

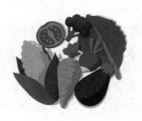

荤素搭配，饮食有味
营养均衡，合理忌口
抗癌食物，恰当选用

胰腺是人体重要的消化器官之一。胰腺癌或者针对胰腺癌的治疗，无论是手术、放射治疗还是化学治疗，都会对身体的消化功能造成比较明显的影响。因此饮食问题是胰腺癌治疗中必须重视的一个问题。

患者的主要问题包括：没有胃口、体重减轻、恶心和呕吐、腹泻、糖尿病和因为缺少消化酶而无法吸收食物中的营养等。

# 一、食疗助抗癌

患者及家属每天最关心的莫过于能吃什么，不能吃什么，要吃什么。这是患者和家属积极治疗、占有主动权的表现。"兵马未动，粮草先行"，在与胰腺癌艰苦抗争的过程中，营养支持这一"后勤保障"显得尤为重要。

中医很早就认识到食物不仅能补给营养，而且还能疗疾祛病。如近代医家张锡纯在《医学衷中参西录》中曾指出：食物"病人服之，不但疗病，并可充饥"。

食疗又称食治，是在中医理论指导下利用食物的成分及其寒热属性来调节机体功能，使其获得健康或治愈疾病、防治病种的方法。

# 二、药食同源

"药食同源"是中医学中对人类最有价值的贡献之一。五谷杂粮有益于人类而无害于身体，然而各种食物都有各自的偏性，中医食疗学就是利用药物的偏性进行组合搭配的。有更经典的说法是：食物是人类治病最常用的药品，食疗就是用食物代替药物，使疾病得到治疗，使细胞恢复功能，使人体恢复健康。

早在《黄帝内经·素问》中就提到："五谷为养，五果为助，五畜为益，五菜为充，气味合而服之，以补精益气。""五谷为养"是指黍、稷、菽、麦、稻等谷物和豆类作为养育人体之主食。"五果为助"是指枣、李、杏、栗、桃等水果、坚果有助养身和健身之功。"五畜为益"指牛、犬、羊、猪、鸡等禽畜肉食对人体有补益作用，能增补五谷主食营养之不足，是平衡饮食食谱的主要辅食。"五菜为充"则指葵、韭、薤、藿、葱等蔬菜，均含有多种微量元素、维生素、纤维素等营养物质，能营养人体、充实脏气。

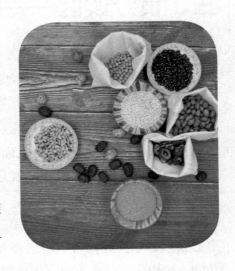

《黄帝内经·素问》中还提到"谷肉果菜，食养尽之，无使过之，伤其正也"，说明均衡摄取各种营养，才是保持健康、防癌抗癌的关键。这对癌症患者而言非常重要。

经研究发现，高级均衡营养素能增强细胞营养代谢功能，使细胞获得强大能量，同时能激活细胞健康免疫基因，使细胞免疫活性增加、免疫细胞的数量成倍增加。除此之外，高级均衡营养素还能使免疫细胞有能力释放大量的特异性免疫球蛋白，直接杀死侵入细胞的细菌病毒，直接中和、清除被细胞吸收的物理、化学物质。强壮的免疫细胞可直接吞噬病死的细胞和废弃的代谢物，帮助功能低下的细胞恢复功能，以达到治疗疾病的目的。

由此可见，食疗在我们的日常生活和治疗过程中都发挥了重要作用。

# 三、食疗误区——盲目进补

有些患者自觉身体虚亏，经常乏力，因而心理压力骤增，再加上被大量的养生广告影响，让肾虚、气虚等观念先入为主，因此会自行服用补益药，如人参酒、黄芪淮山羹、参芪精等，以为这些药有益无害。然而这类东西对阴虚的人（症见面色苍白、惊悸不安、低热、盗汗、口渴、舌红少苔、失眠多梦）来说是不可用的，用了反而消耗阴津，使症状加重。

另外中医讲"六腑以通为用"，意思是像胃、小肠、大肠这些消化道器官以通顺为好，若不明道理大量进补，反而会事与愿违，影响消化功能，致使体内气血壅塞，就如同交通堵塞一般，反而起副作用。

其实老年人大多消化力弱，脾胃虚弱，此时如果服用大量的龙眼肉、熟地、阿胶等滋腻之品，会使脾胃消化能力减弱，饭量减少，出现腹胀、

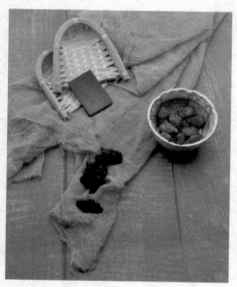

腹泻等症状。所以滋腻太过，是进补中常见的错误。如果老年人确实阴虚，要遵医嘱，不宜过度滋腻。

对于肿瘤，大多数人认为是身体虚弱、正气不足所致，所以天天以参、茸等进补，甚至有人追求价格虚高的冬虫夏草、灵芝和金钱龟等，这些都是不对的。如果不加辨证而盲目进补，不仅浪费钱财，更有甚者会耽误病情，害了自己的性命。

# 四、胰腺癌患者的饮食调整和食物选择

人生病后，身体会发生很大的变化，可能是疾病本身的原因，也可能是治疗引起的。无论是哪种原因，我们都应该在饮食习惯方面做出相应的调整。

在得了癌症以后，患者会出现食欲不振的症状，或因癌症消耗、治疗而造成体重迅速下降。同时，患者的胃口或者味觉可能受到影响，对食物的吸收能力也会随之降低。

如果吃得少又想增加或保持体重，以下方法可以帮助患者在有限的饮食情况下保持体力。

第一，少食多餐，以点心为主。如每两三个小时进食一次，即在保持每天三餐正常饮食的情况下，在早上 10 点左右和下午 4 点左右适当增加点心，如牛奶、饼干、水果等来补充营养。把进食当作必须执行的工作，每天都要完成。

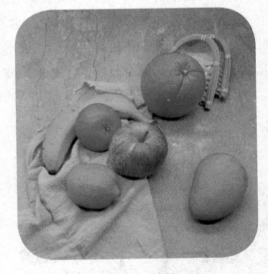

第二，胰腺癌患者常常因为缺乏胰酶而无法吸收食物中的营养物质。医生会根据患者的需要给其服用多种维生素和矿物质，如高钙、叶酸、铁剂、维生素 $B_{12}$ 等。如果无法吸收脂肪，患者也需要服用分解脂肪的维生素（如维生素 A、维生素 D 和维生素 K）。

第三，尽量在食物内加"料"。在谷类、甜品、汤、饮料、蛋类食品中加入奶粉或高蛋白补充剂。例如在白粥里面加两勺蛋白粉。需要说明的是，胰腺癌患者要避免摄取过量的脂肪和糖类。

患者在化疗期间不仅食欲下降，而且还可能会出现味觉的改变，从而影响进食，如口中有金属味、苦味、甜味或者盐味等，或者口淡无味，毫无食欲。以下方法或许可以帮助患者。

第一，如果是感觉食物没有味道，可适当加盐、大蒜、糖、芝士、芹菜、洋葱、香菜等；如果感觉食物太甜，可以加盐、柠檬汁等；如果感觉食物有金属味或太咸，可以加糖或蜂蜜。

第二，吃柠檬或味道较浓的硬糖也许会有帮助。塑胶厨具或餐具可以减少苦味。如果口中有金属味，应避免使用金属容器和喝罐装饮料。尝试在肉、鱼或豆腐中加入酱类，如甜酱、海鲜酱、酸甜酱以增加滋味。

第三，不要强迫自己吃不喜欢的食物，多尝试不同的食谱。也可以尝试使用吸管进食来绕过味蕾。

如果患者出现完全食不下咽的情况，营养补充品就变得非常重要。可以代替正餐的营养补充品必须成分丰富，包括蛋白质、维生素、矿物质。市面上这些营养补充品的种类比较多，如高蛋白补充剂、高热量补充剂和营养补充饮品，常用的有加营素、力源素等。

患者还可以使用高蛋白奶替代水来烹煮炖蛋及制作各种甜食。也可以用高蛋白奶混合打碎的水果做成水果乳酪，或者再加 2～3 茶匙的高热量粉末补充剂，做一些营养丰富的奶昔。高蛋白质食物包括蛋白、鱼类、豆类以及各种补充热量的冲剂营养补充品。

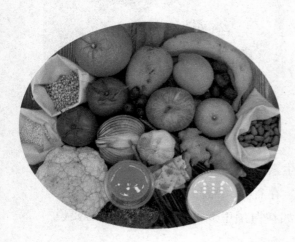

当患者在治疗的过程中出现腹痛、腹泻、无胃口的情况，而且体重迅速下降，就要积极地采取科学的治疗措施了。必要的时候，则需要静脉注射营养针。这是因为胰腺有分泌消化酶的功能，消化酶能将食物分解成基本的营养物质，以供身体吸收。然而患胰腺癌之后，患者的身体可能无法制造足够的消化液，使得体内的脂肪或蛋白质无法有效地被消化。这样就出现了肠痉挛、腹泻、腹胀和大便里含有油脂等状况。

**专 家 建 议**

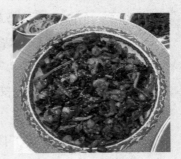

少量多餐，不吃可能引起恶心呕吐的食物，避免食用辛辣、油炸、油腻的食物，避免食用气味强的食物。如果是因为化疗或放疗引起的恶心，在治疗前两小时不要吃东西。记录恶心何时发生，为何发生，根据这些记录改变饮食习惯。

# 五、胰腺癌患者适宜食用的食物

中医食疗学源远流长，距今至少有 3 000 多年的历史。原始社会时期，人类在寻找食物的过程中，发现了有治疗作用的食物，可作为食，也可作为药。因而，寻找食物的体验带动医药的发展，自古就有"医食同源""药食同宗"的说法。对于患者而言，饮食不仅仅是为了保证营养，还能够治疗疾病，不能马上见效，但长期坚持就能见到成效。以下简单列举一些食物菜谱，仅供参考。

第一，胰腺癌患者宜多吃增强免疫力、有抗胰腺癌作用的食物，如甲鱼、乌龟、鲟鱼、山药、香菇、大枣等。

第二，食用具有活血化瘀、疏肝理气的食物，如山楂、麦芽、薏苡仁、赤小豆、荠菜、油菜、萝卜、柑橘、猕猴桃、裙带菜、海带、海藻、紫菜等。

第三，手术后，宜吃补益气血、健脾和胃的食物，如赤小豆、山药、枸杞、无花果、榛子、牛奶、菱角粉等。

第四，宜多吃高蛋白、碳水化合物的食物，如奶类、鱼肉、肝、蛋清、精细面粉食品、藕粉、果汁、菜汤、粳米等。

第五，宜多吃具有抗癌止痛作用的食物，如海马、海螺、核桃、麦芽、韭菜、田七等。

第六，如果合并腹水、腹部膨隆、小便减少，可食用利水的食物，如赤小豆、车前草、益母草、海带、蛤蜊、黑鱼、鲤鱼、鲫鱼、鸭肉等。

第七，如果出现眼睛、皮肤黄染，宜吃鲤鱼、泥鳅、蟹、蛤蜊、荸荠等。

第八，如果出现腹部胀痛，且饭后加重的，宜吃金橘、佛手、杨梅、山楂、黄瓜等。

第九，如果食欲下降、不思饮食或者食之无味，宜吃杨梅、山药、薏苡仁、萝卜等。

值得注意的是，癌症与其他疾病一样，患者都有阴阳偏胜、寒热虚实之不同。药食原料也有寒热温凉、辛甘苦酸咸四气五味之别。热证宜寒凉，寒证宜温热。《灵枢经》中提到："五味入口，各有所归，甘入脾，辛入肺，咸入肾，苦入心，酸入肝。"辛味温散，如生姜、葱白；甘味和缓，如山药、芡实、饴糖；淡味渗利，如冬瓜、薏苡仁、赤小豆；酸味收涩，如乌梅、山楂；咸味软坚，如海藻、牡蛎等。

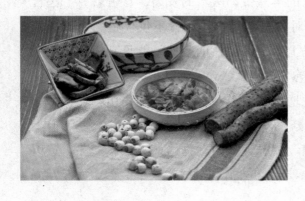

临床上，食疗必须符合辨证施治原则，要因病而异，因人而异，不能千篇一律。如辨证为毒热壅盛、邪火内炽之证，患者症见热象，就不能食用温热性的食物补品，如桂圆、荔枝、鹿肉、人参、羊肉、狗肉、大虾等，而应给予有清热解毒作用的蔬菜，如蕺菜（鱼腥草）、马齿苋、荠菜、芦根、芦笋等。又如患者手术后，脾胃虚弱而食少、腹胀、便溏，则应以健脾和胃的食物加以调补，如山药、茯苓、莲子、鸡内金、麦芽等。

# 六、胰腺癌患者不适宜食用的食物

胰腺癌患者要避免暴饮暴食、酗酒和高脂肪的饮食。胰腺是分泌消化酶的主要器官之一，特别是脂肪酶，主要靠胰腺来分泌。因此当胰腺发生病变时，脂肪的消化首当其冲受到严重影响。这决定了患者要少吃肥肉、鱼子、动物内脏以及油腻、煎炸等不易消化的食品，忌食葱、姜、辣椒等辛辣刺激品，忌烟酒。

什么是发物？"发"即发散、向外的意思，就是指会把体内的能量引发向外的力量。发物的范围提法不一，多凭各自的临床经验而定。如公鸡、猪头肉可动风上扰，能发陈疾、宿痰、疮疡等；而有些容易引发变态反应，如虾、蟹、鲤鱼、鳝鱼及驴肉、马肉等。

在临床中，我们发现患者往往矫枉过正，过度控制食物摄入，甚至导致营养不良。所以医生经常对患者说"辛辣煎炸不能吃，羊肉狗肉不能吃，就行了，不能太过忌口"。

# 七、代茶饮

代茶饮，又名以药代茶，就是取可以直接饮用的药物或药物加茶叶，与水共煎或用开水冲泡以饮用。这种方法便利而且能发挥疗效，是不可多得的养生妙方。据传药茶发源于唐代，而盛

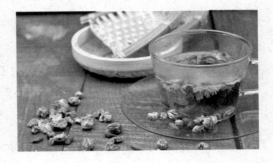

行于宋朝。在清宫原始医药档案中，太医院御医就喜欢用药茶以防治病患，其种类之多，应用之广，远远超出人们的想象。①

## 冬凌草糖浆

**材料** 冬凌草 1 500 克，蔗糖适量。

**做法** 冬凌草入锅内，加水盖过药面，大火煮沸，文火煎熬，每 2～3 小时取药汁 1 次，过滤。煎煮 2 次的药汁合并滤液，加蔗糖适量，用文火浓缩至 300 毫升，熬成糖浆即得。

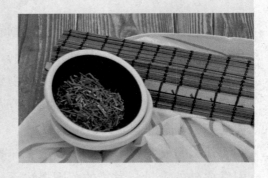

**功效** 清热解毒，散瘀消肿。

**适应证** 用于胰腺癌的辅助治疗，如腹痛，伴发热，口干口渴，甚至身目黄染、小便黄等。糖尿病患者不适用。

## 白花蛇舌草绿茶饮

**材料** 新鲜白花蛇舌草 30 克，荸荠 10 颗，甘草 10 克，绿茶 3 克。

**做法** 先将前三味水煮片刻，用煮沸的药水冲泡绿茶即可。

**功效** 清热解毒，消肿抗癌。白花蛇舌草主治肺热喘咳、咽喉肿痛、肠痈、疔肿疮疡、毒蛇咬伤、热淋涩痛、水肿、痢疾、肠炎、湿热黄疸，擅长治疗多种癌肿。荸荠能清肺热，有生津润肺、化痰利肠、通淋利尿、消痈解毒、凉血化湿、消食除胀的功效。同时荸荠具有清热泻火的良好功效，既可清热生津，又可补充营养，最宜用于发烧的患者。

**适应证** 适用于胰腺癌症状合并口干口苦的辅助治疗，症状出腹痛拒按，痛无休止，痛处固定，伴有口干口苦。

---

① 茅晓 . 药茶历史源流考略 ［J］. 中成药，1992（1）：41-42.

以上两方皆具有清热解毒的功效，在中医范畴属于"寒凉"药，这类药的功效多属于清热解毒，消炎抗菌。但是对于脾胃虚寒患者，如易腹泻、易起夜、口淡无味的患者并不合适，因此最好在综合患者身体情况的基础上进行选择。

# 八、防治胰腺癌食疗方

## （一）健脾理气类

### 山楂香橼煎

**材料** 山楂 60 克，香橼 20 克，大枣 60 克，红糖 15 克。

**做法** 以上食材加水 600 毫升熬至 150 毫升，分顿服或分 2 次服用。

**功效** 理气消食，利膈祛瘀。山楂具有消食积、散瘀血的功效。香橼具有疏肝理气、宽胸化痰、除湿和中的功效。两者相合可以理气消食，利膈祛瘀，治疗胰腺癌患者消化能力低下伴有腹胀、腹痛、呕吐者。

**适应证** 适用于胰腺癌腹痛、呕吐、食欲不好者。

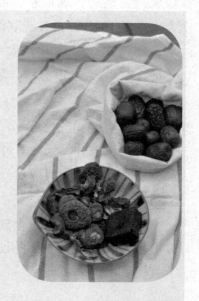

# 桂花莲子粥

**材料**　桂花 3 克，莲子 50 克，粳米 100 克，鸡蛋清 2 个，猪瘦肉 150 克。

**做法**　莲子去心磨粉或捣烂成细粉，猪瘦肉切 2～3 块与粳米一起放入锅内，加适量清水熬成稀粥，调入莲子粉、鸡蛋清，然后加入桂花，煮沸 5 分钟，和盐调味，去猪瘦肉，温热服食。

**功效**　化痰散瘀，补益脾胃。桂花具有散寒破结的功效。莲子具有补脾止泻、止带、益肾涩精、养心安神的功效。

**适应证**　适用于胰腺癌腹胀、腹痛、食欲不好、伴有腹泻者。

# 粳米佛手内金粥

**材料**　佛手 20 克，粳米 50 克，鸡内金 10 克。

**做法**　佛手、鸡内金洗净，切成片置锅中，加清水 500 毫升，大火煮开 10 分钟，去渣取汁，加粳米，加清水 500 毫升，大火煮开 5 分钟，改小火煮 30 分钟，熬成粥，趁热食用。

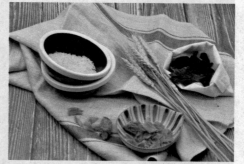

**功效**　和中开胃，理气止痛。佛手主治肝郁气滞、肝胃不和及脾胃气滞诸证，还兼理肺化痰，治痰湿壅肺之咳嗽胸痛等症。鸡内金具有健胃消食、涩精止遗、通淋化石的功效。

**适应证**　适用于食欲下降、食后腹胀、不能消化的胰腺癌患者。亦可以用于化疗期间因消化道反应而出现食欲下降、腹胀的患者。

## （二）活血祛瘀类

### 桃仁人参粥

**材料**　桃仁 15 克，人参 15 克，粳米 80 克，柿饼 50 克。

**做法**　桃仁捣碎，人参切片，柿饼去核、蒂切细丝。先用适量清水煮桃仁、人参约 1 小时，再放入粳米、柿饼熬稀粥，温服。

**功效**　健脾益气，活血祛瘀。桃仁具有活血祛瘀、润肠通便的功效。人参具有大补元气的功效。

**适应证**　适用于晚期胰腺癌伴有腹痛、呕吐、疲倦乏力、形体消瘦者。

## （三）清热化湿类

### 半枝莲薏瓜水鸭汤

**材料**　半枝莲 30 克，冬瓜 500 克，薏苡仁 60 克，水鸭半只约 250 克。

**做法**　冬瓜洗净切块，半枝莲、薏苡仁洗净，水鸭去毛及内脏，洗净切块。将以上四种材料入锅加清水适量炖煮至水鸭熟烂，和盐调味，饮汤或佐膳。

**功效**　清热祛湿。半枝莲具有清热解毒、散瘀止血、利尿消肿的功效。冬瓜具有清热解毒、利水消痰、除烦止渴、祛湿解暑的功效。薏苡仁具有健脾祛湿、化痰、消水肿、利尿止泻等功效。

**适应证**　适用于晚期胰腺癌引起的腹胀、腹痛、口渴不喜饮者，或身目黄染、小便黄、舌红、苔黄者。

### 藤梨根汤

**材料**　藤梨根 50 克，白糖适量，鸡蛋 1 个。

**做法**　将藤梨根入锅，加适量水大火煎为浓汤。滤渣后，煮沸，打入鸡蛋，放入糖，煮至蛋熟即可。饮汤，食蛋。分1～2次服食。此方可以经常服用。

> **功效** 清热利湿，解毒消肿。藤梨根具有清热解毒、利湿消肿的作用。

> **适应证** 适用于胰腺癌患者伴有腹痛、发热、口渴却不喜饮，或者出现身黄、目黄、小便黄、舌红、苔黄腻者。

## 赤苓薏仁粥

> **材料** 赤小豆50克，白茯苓100克，北芪15克，薏苡仁100克。

> **做法** 赤小豆、薏苡仁泡软。赤小豆先下水煮，待开花破裂时，下北芪、薏苡仁、白茯苓继续煮到熟烂成粥即可。

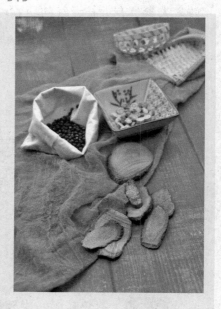

> **功效** 健脾利水，消肿。白茯苓具有利水渗湿、健脾宁心的作用。赤小豆，可治水肿脚气、泻痢、痈肿，同时也是比较温和的清热解毒药及利尿药。薏苡仁具有健脾渗湿、除痹止泻的功效。北芪具有补气健脾、利湿而不伤正的功效。

> **适应证** 适用于胰腺癌脾虚湿困证，表现为腹部胀满、四肢浮肿乏力，伴有形体消瘦、食欲差者。

## 粉葛鲮鱼汤

> **材料** 鲮鱼500克，粉葛500克，淮山250克，猪骨250克，蜜枣3个，生姜3片，陈皮1小片，赤小豆100克。

> **做法** 把鲮鱼去鳞除内脏洗净，油煎至两面金黄；粉葛洗净去

皮，切厚块；陈皮泡软去瓤。锅中放入猪骨、鲮鱼、粉葛、陈皮细火慢炖2小时。

**功效** 柔筋止痛，清利湿热。粉葛具有发散表邪、解肌退热、透发麻疹等功效。淮山益气养阴、补脾肺肾、固精止带。适用于脾虚食少、久泻不止、虚热消渴者。

**适应证** 适用于胰腺癌消化不良、腹泻，甚至大便见有食物残渣或脂肪者。

## （四）清热凉血类

### 鲜藕白茅粥

**材料** 鲜藕500克，白茅根30克，枸杞40克，粳米130克。

**做法** 将鲜藕、白茅根、枸杞加水煎出药汁。粳米下锅，加入药汁、清水烧沸，小火煮烂成稀粥，可加适量蜂蜜调味。

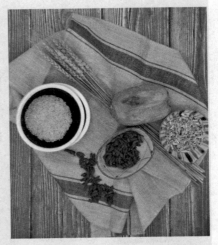

**功效** 清热利湿，凉血止血，除烦止渴。鲜藕具有养神益气力、清热生津、凉血止血、散瘀血的功效。白茅根具有清热利湿、凉血止血的功效。枸杞具有补肾滋阴、清虚热、止烦渴的功效。

**适应证** 适用于胰腺癌胁肋部胀满疼痛，腹部有包块，食欲差，面色少华，倦怠无力，低热，出血者。

## 桃仁生地粥

**材料** 桃仁 20 克，生地黄 30 克，桂花 10 克，粳米 100 克。

**做法** 将桃仁去皮尖，用生地黄、桃仁绞取汁。粳米下锅加水煮沸，下桃仁等绞汁。遂后转用文火煮至成粥，调入适量桂花。早晚空腹食用。

**功效** 活血祛瘀，滋阴清热。桃仁具有治疗癥瘕痞块、气滞血瘀疼痛、肠燥便秘的功效。生地黄具有清热凉血、益阴生津、活血祛瘀、润肠通便的功效。桂花具有健胃化痰生津平肝的作用。

**适应证** 适用于胰腺癌伴有气滞血瘀型，腹满胀痛、有包块、大便不和者。

## （五）综合调补类

## 鸡汁粥

**材料** 母鸡 1 只，粳米 100 克。

**做法** 将母鸡剖洗干净下锅，加水适量，煮至鸡汁浓。将原汁鸡汤与淘洗干净的粳米一同下锅，用大火煮沸后转用小火熬煮成稀粥。

**功效** 补益气血，滋养五脏。

**适应证** 适用于胰腺癌患者合并贫血、虚弱劳损等所有气血不足症状的辅助食疗，可每天早晚温热食用，但如果感冒或发热则不宜服用。

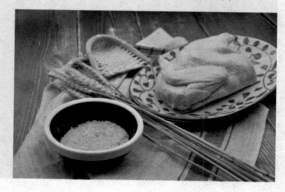

禅师篇

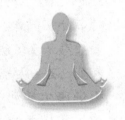

摆正心态，认识肿瘤
战略藐视，战术重视
处乱不惊，带瘤生存

# 一、心念转变，从恐惧到无惧

著名文学家史铁生在《我与地坛》中写道："你看穿了死是一件无须乎着急去做的事，是一件无论怎样耽搁也不会错过的事，便决定活下去试试？是的，至少这是很关键的因素。为什么要活下去试试呢？好像仅仅是因为不甘心，机会难得，不试白不试，腿反正是完了，一切仿佛都要完了，但死神很守信用，试一试不会额外再有什么损失。说不定倒有额外的好处呢，是不是？"这段话描述了史铁生在失去双腿后的绝望心情，但又决定要坚强地"试着"活下去的意愿。

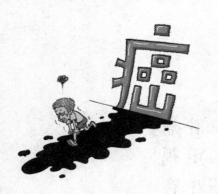

对于众多癌症患者来说，最困难的是转变心态。尽管我们苦口婆心地宣传和提倡健康生活和养生，饮食有节，起居有常，戒烟戒酒，但是平时大家都置若罔闻，直到病发，才追悔莫及，却又因不敢面对现实而讳疾忌医，自暴自弃；有些患者虽然接受了事实，但心中笼罩着浓重的阴影，不停地花大量金钱去寻求所谓的"秘方""良药"，其实这一切都源自心中的恐惧。

佛家常谈因果，谈放下，希望大家慈悲而智慧。有宗教信仰的患者，一般心态较好。当然也要看是否真的放得下。有人天天吃斋念佛，但内心依然在恐惧与紧张中煎熬。

大多数肿瘤患者的心态转变是非常困难的。医生们目睹壮实的中年人被诊断为癌症后瘫软在地的情形，也目睹受过高等教育的大学教授因被诊断为肺癌而服毒自杀的案例，因为他们认为诊断出癌症就跟死亡画上了等号，哪怕在医疗发达的今天，大部分肿瘤可以当慢性病治疗，他们也走不出死亡的阴影。当他们勇敢面对疾病，接受治疗后，又往往因为肿瘤变大或者癌症指数升高而再度崩溃。在他们的心中，癌症就像死神，永远不知道什么时候会降临。

实现心态的转变是我们抗癌道路的第一道关卡。如何实现转变呢？大家恐惧的不是"死"本身，而是因为放不下而恐惧，恐惧"痛"，放不下亲人、工作、钱财、理想等，为死后万事皆空而恐惧不安。佛家常谈"无忧则无惧"，能放下就不怕死，既然连死都不怕，把活着的每一天看作生命的最后一天，当然就不怕癌症了。

# 二、如何直面肿瘤

胰腺癌的发病先前诱因，除了胆囊及胆道炎症外，还有两个重要诱因。一是好食肥腻、酒和肉类，特别是肥肉过量。胰腺作为最重要的消化酶分泌腺，容易受肉类食物的刺激，过多的肉类会使胰腺的分泌量增加而增加癌变的概率。二是巨大的精神压力和反复挫折。

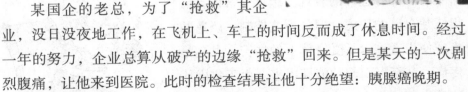

生活节奏快，工作压力大，似乎是现代人的普遍情况。很多人是"人在江湖，身不由己"，这种说法似乎理直气壮，但是仔细想想，工作重要还是身体重要呢？

某国企的老总，为了"抢救"其企业，没日没夜地工作，在飞机上、车上的时间反而成了休息时间。经过一年的努力，企业总算从破产的边缘"抢救"回来。但是某天的一次剧烈腹痛，让他来到医院。此时的检查结果让他十分绝望：胰腺癌晚期。

所以，健康是"1"，而财富、感情、事业等都是"1"后面的"0"。只有依附于这个"1"，"0"的存在才有意义。如果没有这个"1"，那么一切都不存在。

肿瘤的发生与不良的情绪是否有关这尚不确定，但得了肿瘤之后，情绪与治疗效果和疾病预后息息相关，这是客观存在的事实。

# 三、患者的心理变化及对策

肿瘤患者多带有严重的心理性障碍，就像一座大山压在身上，或者像乌云笼罩在头顶。肿瘤诊断带来的极大压力是焦虑心理产生的主要原因，往往表现为恐惧、痛苦或担心，失去控制感或独立性，担心给家庭造成负担。临床观察或检查前的焦虑更为明显。某些患者在诊断和治疗的过程中产生心理障碍，甚至是创伤后应激障碍；也有有焦虑障碍病史的患者在诊断为肿瘤后导致焦虑障碍复发。

## 1. 诊断前阶段

患者对真实症状感到害怕和恐惧，对身体变化过分警觉。患者否认肿瘤这个诊断，低估了它的严重性，避免谈论自己的疾病，此时的否认可能是一种心理防御机制，用以缓解过度的紧张和焦虑的情绪。患者还经常伴有愤怒、悲伤、抑郁和受伤害感。

如果焦虑症状持续存在并影响患者正常生活，那么，就可以考虑为病理性焦虑了。它的特点是中度或重度不安、担心、忧虑，并持续两周以上，或每天一半时间都有这样的表现。患者通常说自己很清楚自己的焦虑，但是不能控制。严重的焦虑使患者难以承受身体上的痛苦，尤其是疼痛，甚至可引起功能性损害。由于焦虑使注意力不能集中，患者可能不能领会有关他的疾病的信息，以及决定如何进行治疗，又由于睡眠不好使生活变得没有规律。

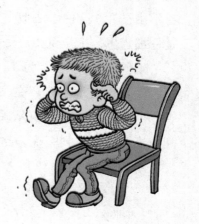

### 2. 治疗阶段

部分肿瘤患者需要手术治疗，其中的有些患者可能因失去一部分组织器官而出现适应不良的表现，如回避、寻求其他治疗方法、术后反应性抑郁等。而化疗则可能引起期待性焦虑、恶心，即使在化疗还没有开始或者一想到化疗就开始感到焦虑和恶心。

### 3. 复发阶段

肿瘤患者对复发的心理反应类似于诊断阶段，如对治疗的信任感明显降低。有些患者和家属会转向寻求其他非医学的治疗方法。这种现象在这一阶段很常见。

### 4. 终末阶段

一旦到了这个阶段，患者常常意识到病情的进展和不可逆转性。此时最常见的情绪反应是恐惧，害怕被人抛弃，害怕失去躯体功能和尊严，害怕疼痛，放心不下家人和未完成的事业等。

# 四、对于肿瘤患者的心理变化，作为家人，我们能做什么

许多患者常常感到他们被恐惧和悲伤等情绪所包围，不能与他们的医生、亲人或朋友交谈，不能宣泄自己的情绪。曾经有研究证明，那些能够发泄强烈情感的患者，都是对肿瘤适应比较好的。

### 1. 倾听

情绪支持治疗是通过患者所表述的问题及对与疾病相关的恐惧、悲伤、愤怒等情绪的宣泄，从而达到缓解患者因疾病而产生的心理负担。

这种干预可以是专业性干预，即专业人员担任聆听者，主要通过主动倾听、共情反应、解决问题等方法来达到心理治疗的目的；还可以是非专业性干预，即非专业人员担任聆听者并提供指导和支持。患者家属绝大多数是非专业人士，担任聆听者时首先要学会倾听，倾听时要有诚意和耐心，适当地鼓励和表示理解。主要注意以下几点。

第一，要有诚意。倾听别人谈话虽然会消耗时间和精力，但既然作为聆听者，就要用心去倾听。如果不能做到这一点，则宁可不要去聆听。真心真意地聆听患者的倾诉，对于患者释放情绪是很有好处的。如果在倾听的过程中不断地开小差或者心不在焉，反而达不到倾听应有的效果，还会加重患者的焦虑。

第二，要有耐心。患者可能因为焦虑不安，在表达的过程中出现比较零散、混乱或者不符合逻辑的内容。如在谈论自己的病情时，还伴有对过去的悔恨，对家属的愧疚，这是很正常的现象。作为家属，在倾听时应该鼓励对方把话说完，而不是急着去纠正。当患者的观点或看法让聆听者无法接受，甚至会伤害到聆听者的某些感情时，聆听者可以予以否定，但应试着去理解患者的心情和情绪，不要急于争辩。聆听者一定要耐心把话听完，才能达到倾听的目的。

第三，适时进行鼓励和表示理解。所有的患者都希望自己的经历得到理解和支持，因此在谈话中可以适当地加入一些简短的语言，如"对的""是这样"等，或适当地在情绪或肢体语言上做出相应的反应，这些都能鼓励患者继续说下去，并引起共鸣。当然，聆听者仍然要以聆听为主，要面向患者，用眼睛与患者的眼睛做沟通，或者用手势等身体辅助语言来理解患者。

第四，要避免不良习惯。由疾病所带来的焦虑，使患者的精神变得敏感。如果家属在倾听时，不断地开小差，不断地走动或者打电话，随意打断患者的倾诉，或借机把谈话主题引到自己的事情上，这都是很不尊重对方的表现。患者很有可能就会因此闭上嘴巴，关闭自己的内心，不再和其他人交流。

第五，适时地做出反馈。所有的交谈，都希望能有所互动。当患者倾诉时，聆听者可以在适当的时候做出反馈，这样会激励谈话继续进行，也对患者有极大的鼓舞。聆听者的反馈可以包括希望患者重复刚才的意见，因为没有听懂或重点表达，如"你刚才的意思是……"等，但不准确的反馈则不利于谈话，因此要把握好。

解铃还须系铃人。当患者开口倾诉时，也是一个自问自答的过程，或许在这个倾诉的过程中，问题就迎刃而解了。家人和朋友如果能做一个忠实的听众，患者或许就能释怀了。如果患者的焦虑症状仍无法改善，则需要进一步地向专业心理医生咨询。

## 2. 引导患者正念冥想

引导患者进行正念冥想。如果感觉患者压力大，可以尝试播放柔和的音乐，让患者闭上眼睛、深呼吸，并进行冥想。想想可以让患者感觉舒服的一种颜色，一种感觉，一个地方。可以引导患者想象任何让其感觉舒服放松的东西，引导患者将疾病治疗过程视为一个生命历程转折的机会，采取积极正向的态度，坚定"癌症不等于死亡""临床治疗可以清除或缓解疾患"的信念，建立起战胜疾患的信心。

## 3. 帮助患者建立合理的宣泄途径

帮助患者建立合适的情绪宣泄途径。例如，有些性格内向的患者可以使用日记本，记录下自己的心情，记录所有的困惑、疑虑；记录平时活动的内容，包括与家人共同娱乐的快乐时光或与病友交流的治疗经验。日记本可以成为一位"无声的朋友"，成为很好的倾诉对象。如果患者有音乐或者书画的爱好，请不要放弃，可在精神和体力允许的情况下继续坚持。

肿瘤治疗不应该只是装在瓶子里的药。癌症治疗是一个长期、艰苦的过程，家属需要做好打"持久战"的心理准备，和患者一起制订可行的治病计划。当患者被病痛折磨时，情绪非常容易波动，这时就更需要家属耐心地对待患者，理解患者被疾病折磨时的痛苦心情，为患者解忧，让患者多一分快乐，少想一些焦虑。和谐、温馨的家庭环境对患者的康复非常重要，是任何药物都无法替代的。

# 五、关于患者的知情权

　　"知情同意"在现代是一个重要的词语，体现了现代人对知情权利的要求。在做手术前、化疗前，医生都会同患者和家属签署知情同意书。但这不是这个章节的重点。这里我们来谈谈患者对病情的知情权。

　　在许多地方，患者的知情权是非常重要的。医生会跟患者及家属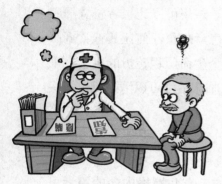进行长达几个小时的谈话，让患者和家属清楚地了解病情、治疗方案以及以后病情的转归。但这种方式在中国似乎不常见。

　　人们向来对死亡讳莫如深。在大多数人的眼里，癌症等于死亡的观念仍然根深蒂固。当患者知道自己得了癌症以后，通常一时难以接受，甚至出现"心理休克"的现象。

　　我们该如何与患者谈病情？这是医生和家属共同面对的难题。

　　在信息发达的今天，患者可以通过多种渠道获得与自己病情相关的信息。而且随着时代的进步，部分患者接受坏消息的承受能力往往比我们想象的要强得多。

　　在现代社会，隐瞒并不是一件容易的事，年轻患者、有知识的患者，他们都可以借助网络了解自己的病情。如果相互隐瞒，反而会使患者无所适从，甚至加重怀疑和猜忌的心理，延误治疗。如果家属对病情含糊其词，会影响患者的心理状态。

　　所以只有告诉患者真实病情，才能让他们正确面对。这样对患者治疗无疑是有利的，也是对患者最大的尊重和保护。但以何种方式告诉患者呢？对于肿瘤医生和家属来说都需要一些技巧，避免患者出现过激行为。所以我们要仔细评估患者的心理状态，循序渐进，点滴透露。

# 行者篇

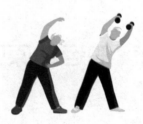

按时作息，精神饱满
适当文娱，愉悦身心
合理锻炼，逐步康复

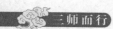 

# 一、学会调节，做好角色转换

治病三分靠治疗，七分靠康复。面对同一种疾病，不同性格的人会有不同的反应，但乐观的态度和积极的行为，可以使治疗和康复变得更加轻松、自如，在抗癌的道路上走得更加从容、自信和坚定。

既然我们不惧怕死亡和癌症，那么我们也要转换角色，积极行动起来。生命在于运动，运动对防治胰腺癌有着重要作用。

# 二、胰腺癌患者的运动原则

锻炼的方式有多种多样，只要掌握注意事项，选取一种适合自己的锻炼方法，坚持锻炼即可。胰腺癌患者与常人不同，在运动时需要注意以下几点。

第一，运动的目的在于愉悦身心，增强体质和协助治疗。

第二，应掌握循序渐进和持之以恒的原则，以微微出汗为度。选

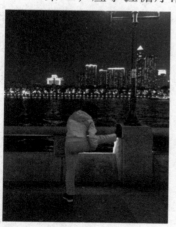

择适合自己的强度，量力而行。运动强度过弱，起不到锻炼的作用；运动强度过大，超过了自身机体的耐受能力，则不利于康复，严重的甚至会引起新的疾病或损伤。

第三，对骨转移患者应注意运动的强度和体位，要预防骨折；对于因多次进行放疗、化疗后导致血小板低下的患者应避免剧烈活动，以防并发内脏或皮下出血。

第四，运动的时间应仔细权衡。可以根据每个人的习惯及病情来决定，一般选择在午后或傍晚进行，不宜在大量进餐或饮水后运动。夏天天气炎热、冬天天气寒冷时应减少户外活动次数以及运动量，以免中暑或着凉感冒。

# 三、站式八段锦

如果病情不严重，那不妨学习一下八段锦，体会动与静的结合，形与神的统一，身体舒展，气机流畅，心中平静和安详。以下是八段锦的练习要领。

## （一）站式八段锦口诀

双手托天理三焦，左右开弓似射雕，调理脾胃须单举，五劳七伤往后瞧。摇头摆尾去心火，两手攀足固肾腰，攒拳怒目增气力，背后七颠百病消。

## （二）站式八段锦练法

### 1. 双手托天理三焦

自然站立，两足平开，与肩同宽，含胸收腹，腰脊放松。正头平视，口齿轻闭，宁神调息，气沉丹田。双手自体侧缓缓举至头顶，翻转掌心向上，用力向上托举，足跟亦随双手的托举而起落。托举数次后，双手翻转掌心朝下，沿身体前方缓缓按至小腹，还原。重复做8次。

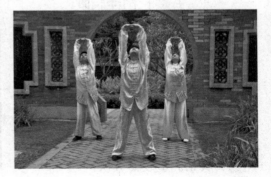

### 2. 左右开弓似射雕

自然站立，左脚向左侧横开一步，身体下蹲成骑马步，双手虚握于两髋之外侧，随后自胸前向上画弧提于与乳头水平一样的高度。右手向右拉至与右乳头水平一样的高度，与乳距两拳许，就像拉紧弓弦，开弓如满月；左手捏剑诀，向左侧伸出，顺势转头向左，视线通过左手食指凝视远方，意如弓箭在

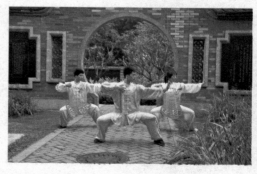

手，蓄势待发。稍作停顿后，随即将身体提起，顺势将两手向下画弧收回胸前，并同时收回左腿，还原成自然站立。此为左式，右式反之。左右调换各练习 8 次。

### 3. 调理脾胃须单举

自然站立，左手缓缓自体侧上举至头，翻转掌心向上，并向左外方用力举托，同时右手下按呼应。举按数次后，左手沿体前缓缓下落，还原至体侧。右手举，左手做按压动作。重复做 8 次。

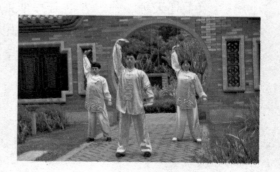

### 4. 五劳七伤往后瞧

自然站立，双脚与肩同宽，双手自然下垂，宁神调息，气沉丹田。头部微微向左转动，两眼目视左后方，稍停顿后，缓缓转正，再缓缓转向右侧，目视右后方稍作停顿，转正。重复做 8 次。

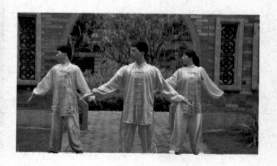

### 5. 摇头摆尾去心火

两足横开，双膝下蹲，成骑马步。上体前倾，稍向前探，两目平视，双手反按在膝盖上，双肘外撑。以腰为轴，头脊要正，将躯干画弧摇转至左前方，左臂弯曲，右臂绷直，肘臂外撑，头与左膝呈一垂线，臀部向右下方撑劲，目视右足尖；稍停顿后，随即向相反方向，画弧摇转至右前方。重复做 8 次。

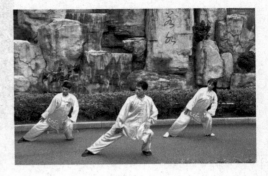

### 6. 两手攀足固肾腰

松静站立，两足平开，与肩同宽。两臂平举自体侧缓缓抬起至头顶上方，翻转掌心朝上，向上作托举动作。稍停顿，两腿绷直，以腰为轴，身体前俯，双手顺势攀足，稍作停顿，将身体缓缓直起，双手顺势起于头顶之上，两臂伸直，掌心向前，再自身体两侧缓缓下落于体侧。重复做 8 次。

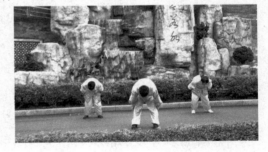

### 7. 攒拳怒目增气力

两足横开，两膝下蹲，成骑马步。双手握拳，拳眼向下。左拳向前方出击，顺势头稍向左转，两眼通过左拳凝视远方，右拳同时后拉，与左拳出击形成一种争力。随后，收回左拳，击出右拳，要领同前。重复做 8 次。

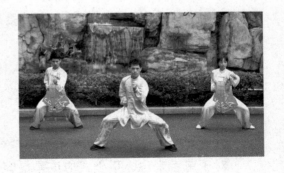

### 8. 背后七颠百病消

两足并拢，两腿直立，身体放松，两手臂自然下垂，手指并拢，掌指向前。随后双手平掌下按，顺势将两脚跟向上提起，稍作停顿，将两脚跟下落着地。重复做 8 次。

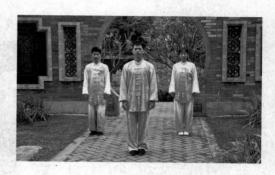

# 四、静坐养生法

静坐养生法是极其重要的一种养心方法，是世界传统养生方法中的宝贵遗产。现在，静坐养生已经掀起一阵热潮，风靡全球。

肿瘤患者常常背负着常人所无法理解的压力，这种压力来自疾病本身，来自治疗过程中的各种不良反应，也来自其所面临的不可预期的死亡。所以肿瘤患者常伴有失眠、疲劳、抑郁、焦虑等情况，而且这些情况无法通过药物缓解，往往需要患者自身进行调节。

静坐是一种很好的调节身心的方法，不仅在中国、印度，甚至在全世界都流行。印度的静坐功，也是闭目端坐，全身放松，控制呼吸，达到入静的状态，与中国的打坐有着异曲同工之处。儒家认为"静能生慧"，并把静坐定为理学的必修课，要求弟子们通过半日读书、半日静坐以明理。

中医临床实践证明，静坐可使人体阴阳平衡，经络疏通，气血流通，脏腑调和，心情宁静，智慧开悟，从而起到消除亚健康、防治疾病、益寿延年的作用。

静坐的姿势是什么？其中有哪些要领呢？

对于患者来说，平坐式应该是最容易做到的姿势。方法很简单：端坐椅子上，后背离开椅子靠背，大腿平放，小腿垂直，两脚分开与肩同宽，平踏地面，松腰解带，头正直，下颌微收，背伸直，两肩下垂，全身放松。闭目，舌抵上腭。手的姿势可以掌心向下或向上，平放在两膝盖之上，也可以两手重叠放于大腿根部，左手下右手上，两拇指相对，掌心向上。

在静坐的时候，要求排除杂念，尽可能做到"物我两忘，意气俱静，无无亦无，一灵独觉"。如果意念达不到这种境界，就意守丹田，用腹式呼吸，也就是吸气的时候小肚子轻轻地鼓起来，呼气的时候小肚子轻轻地瘪下去，靠腹肌的运动来呼吸，胸廓尽可能不动，渐渐进入一种似有似无、似睡非睡的忘我虚无状态。

静坐可以早晚各练习一次，每次练习30分钟。可根据自己的情况设定自己的暗示言语，暗示语言必须简短而有力，可以经常在心里默念，也可以与静坐结合，随着呼吸的重复，让这种暗示深入潜意识。

静坐结束的时候，做一点肢体的整理放松活动，方法是先把两手搓热，用温热的手掌搓揉、按摩面颊、双眼、双耳，继而用五指梳理、按摩头部，再用双手拍打项、肩、臂、胸腹、下肢，尽可能拍遍全身。这项整理放松活动叫作收功。静坐结束，可以感觉到全身心充满了新的能量。

# 五、培养兴趣爱好

有些人平时因为工作而忽略自己的兴趣爱好，当他们得病后，生活习惯改变了。有人开始画画，有人开始写作，有人喜欢上了爬山，有人开始摄影等。这样，在丰富精神生活的同时，也让人充满对抗癌症的正能量。

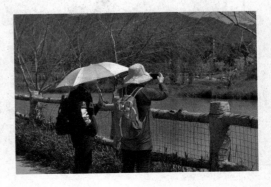

# 附　　录
## 林丽珠教授教你如何煎中药

文 / 黎丽花　医学指导 / 林丽珠

"教授，这个中药要怎么煮？""教授，煎药是不是三碗水煎成一碗就好了？""教授，这个中药是一天吃一次，还是一天吃两次呢？""教

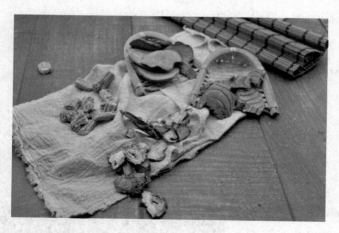

授，吃您的中药是不是不能吃鸡和萝卜啊？"煎煮汤药是由患者家属完成的，也是影响疗效的重要一环，无论在病房，还是在门诊，经常有人这么咨询。

"汤者，荡也，去大病用之。"虽然中医药是我们的国粹，但其实对于如何煎药，很多人还是不懂的，或者是一知半解的。究竟要如何煎药呢？煎煮中药时又有哪些技能需要注意呢？服用中药又有哪些需要忌口呢？林丽珠教授接下来将一一为你解答，指导你如何熬好中药，提高中医药的临床疗效。

如何选择煎药器皿？

林丽珠教授说：中药汤剂的质量，与选用煎煮器具密切相关。

李时珍《本草纲目》中提到："凡煎药，忌铜铁器。"砂锅是从古沿用至今的传统煎药器具，现在应用广泛的紫砂药壶不但保留砂锅的优点，而且加热速度更快，清洗更方便。

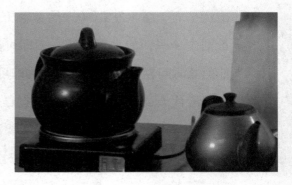

如何提前漂洗、浸泡中药？

有些患者常会像洗菜一样清洗中药，其实中药材一般无须淘洗。如要清洗，也只需用水漂洗一下即可，以防药材中的有效成分丢失。

中药煎煮前应先浸泡10～20分钟。若处方以植物药材为主的，浸泡5分钟即可；而以矿物、动物、甲壳类药材为主，浸泡时间可适当延长，但一般浸泡时间最长不超过30分钟。

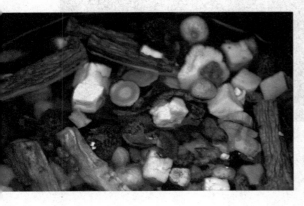

林丽珠教授特别提醒患者，浸泡时间不是越久越好，否则会引起药材变质。浸泡时多用凉水，甲壳类坚硬药材可适当用温水浸泡。

如何煎煮中药？

林丽珠教授说：一般一剂中药煎煮一次药材有效成分提取并不完

全，故以煎煮两遍为佳。对于药量较大的处方，可再煎第三遍，尤其是滋补药以及材质较为坚实者。

煮第一遍时，把药物倒入药锅内摊平，加水浸透，轻压药材时水高出药平面1厘米左右（大约是轻压药材后对齐手的平面）。第二遍用水量则少一些，加水至中药平面即可。如药材质地坚实，加水量可稍多；如煎煮时间较短，水量淹没药物即可。

清代石寿棠曾说："欲其上升外达，用武火；欲其下降内行，用文火。"因此，煎煮药物的火候需要讲究。现一般采用先武火（大火）煮沸，水沸后改用文火（小火），此时开始计算煎煮时间。

古人云："制药贵在适中，不及则药效难求，太过则气味反失。"煮药和做饭一样，用心烹饪自然美味，用心煎煮才是良药。

一般头煎需30～60分钟，二煎需30分钟左右。若为感冒药或清热药宜用武火，煮沸时间为15～20分钟即可，温服。若为补益药，煎煮时间可延长至60分钟左右，温服。煎液量成人为200～300毫升，儿童为50～150毫升。煎煮好的中药要趁热滤出，避免有效

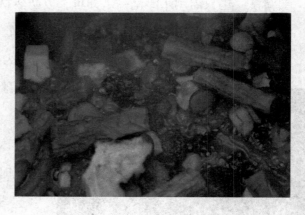

成分沉淀在药渣上。如不小心把药物煮干或煮焦了，不能再服，因为产生了一些有毒物质。

特殊药物煎煮有小贴士吗？

处方中有时会标注一些特殊药物的煎煮方法。

先煎：如煅龙骨、煅牡蛎、醋鳖甲、醋穿山甲、龟甲、石决明等矿物、贝壳、甲壳类药需加水用文火先煎30～60分钟，煎煮过程中经常搅拌以防粘锅。川乌、附子、草乌等一些毒性较大的药物，则需先煎1～2小时减毒，此时水量亦要适量增加，用后器具应反复擦洗，或煮过再用。

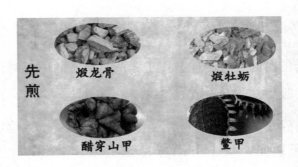

后下：如砂仁、豆蔻、鱼腥草、苦杏仁、徐长卿、木香、降香等药宜后下。在其他药煎煮以后，停火前将其纳入稍焖即可，尤其是芳香类药材，如木香、降香、砂仁等。

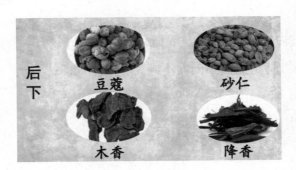

包煎：先将药物用纱布包好再放入药锅内。包煎主要是为了防止粘锅及刺激咽喉，包煎时药袋应尽量松一些。

烊化：阿胶、鹿角胶、龟胶、饴糖等需要另放入容器内隔水炖化后，再兑入其他药物同服；或直接用煎好的药液溶化后服用，注意要勤搅拌。

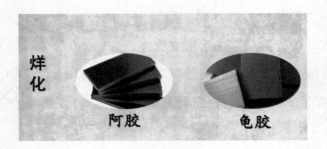

何时服药最相宜？

至于服药的时间，林丽珠教授主张两次煎煮的中药混合之后，分两次于两餐中间服用，即上午 10 点左右、下午 3 点左右各一次，以免空腹服药或饭前服药影响胃口。

服用中药期间，饮食方面应忌食生冷、油腻、辛辣，忌烟酒；黄疸、痈疽等忌食鱼、虾等腥膻食物；水肿患者应忌食盐；贫血时应忌饮茶；肿瘤患者除以上禁忌外，还应忌食羊肉、狗肉。

以上所讲为中药服法的一般概述，有时应视病情轻重、患者正气强弱、个别药方特定煎法不同而不同，不必拘泥。

# 后　记

目前肿瘤已经成为多发病、常见病，死亡率居高不下，严重危害人民的身心健康，给个人、家庭、社会带来沉重的经济负担，许多民众"谈癌色变"。防治肿瘤已成为世界医学领域乃至全社会亟须解决的重要问题和迫切任务。

全球癌症负担正以惊人的速度不断加重，世界卫生组织（WHO）《全球癌症报告2014》调查资料显示，2012年全球逾1 400万人罹患恶性肿瘤。专家预测：癌症将由2012年的1 400万人，逐年递增至2025年的1 900万人，到2035年，将可能达到2 400万人，即20多年时间将增加约七成，平均每8个死亡病例中就有1人死于癌症。而在我国，2015年肿瘤新发患者429.2万人，死亡人数已达281.4万人，肿瘤防治刻不容缓。

当前我国经济的快速增长与医疗发展不平衡，民众对肿瘤防治知识的认识却并不充分，远远达不到卫生部在《中国癌症预防与控制规划纲要（2004—2010）》中提出的"对癌症主要危险因素的人群知晓率达到50%"的目标要求，常导致肿瘤患者未能得到及时的诊断和治疗，这些也为医患关系埋下隐患。

近年来，恶性肿瘤的预防、诊断、治疗有了长足的发展，广州中医药大学第一附属医院肿瘤中心主任林丽珠教授逐步创出一条立足中医、中西结合挑战癌症的新路，其团队摸索出益气除痰法治肺癌、保肝抑瘤法治肝癌、祛瘀解毒法治肠癌等治疗方案。广州中医药大学第一附属医院肿瘤中心从一片空白发展到如今拥有189张床位，在全国同行中处于领先地位，称得上华南地区首屈一指的临床重点专科。

为了普及肿瘤防治知识，林丽珠教授积极响应政府号召，时刻紧扣"肿瘤防治"这个时代命题，从多年的临床实践出发，带领众多弟子，集思广益、群策群力，历经3年，数易其稿，终成"健康中国——中医药防治肿瘤丛书"。

本套丛书从临床实践出发，理论联系实际，就肺癌、大肠癌、肝癌、鼻咽癌、食管癌、胃癌、胰腺癌、乳腺癌、卵巢癌、宫颈癌、前列腺癌、淋巴瘤等12种常见的癌种，从"医师"（医药防治）、"厨师"（食物防治）、"禅师"（心理防治）和"行者"（起居保健）四个方面，进行深入浅出的剖析，用生动有趣的语言，将深奥难懂的肿瘤防治知识变得通俗易懂，让民众可以更加科学地了解肿瘤防治知识。

本套丛书以科普为基础，以实用为目的，涵盖中西医防治肿瘤的各个领域，结合多年的临床实践，重点突出中医特色，将简单实用、独具特色、疗效显著的中医药诊疗技术科普化、通俗化，内容突出科学性、可读性，可供普通群众、医学生以及医务人员等参考。

本套系列丛书的编写分工如下：《三师而行，远离肝癌》林丽珠、肖志伟、陈壮忠，《三师而行，远离肺癌》林丽珠、余玲，《三师而行，远离大肠癌》林丽珠、肖志伟、左谦、余榕键，《三师而行，远离鼻咽癌》林丽珠、李佳殷，《三师而行，远离食管癌》林丽珠、张少聪、蔡陈浩、陈壮忠，《三师而行，远离胃癌》林丽珠、林洁涛、陈壮忠、付源峰，《三师而行，远离乳腺癌》林丽珠、胡蓉，《三师而行，远离胰腺癌》林丽珠、林洁涛、陈壮忠，《三师而行，远离宫颈癌》林丽珠、孙玲玲，《三师而行，远离卵巢癌》林丽珠、孙玲玲，《三师而行，远离前列腺癌》林丽珠、陈壮忠、朱可，《三师而行，远离淋巴瘤》林丽珠、张景涛、翟林柱。感谢国医大师邓铁涛教授为丛书赐序。感谢研究生黎丽花、邬谨鸿、安博等为丛书的编写提供了诸多协助。

编　者

2018年6月